Crianza de Adolescentes con Ansiedad

Ayudar y guiar a su adolescente para mejorar la salud mental y reducir la ansiedad y el estrés

Por
Mary C. Norris

Traducción por
Kangaroo Publications

Al leer este texto, el lector acepta que el autor no será responsable de ningún daño, directo o indirecto, experimentado por el uso de la información aquí incluida, en particular, pero sin limitarse a, omisiones, errores o inexactitudes. Como lector, usted es responsable de sus decisiones, acciones y consecuencias.

Contents

Sobre el Autor

Mary C. Norris es psicóloga clínica con un profundo conocimiento del comportamiento humano y las enfermedades mentales.

Ha pasado más de 8 años en el campo ayudando a toneladas de adolescentes que sufren de ansiedad, depresión, estrés crónico, desregulación emocional y mucho más. También tiene muchos años de experiencia como madre de un niño con ansiedad severa. Ella comprende la impotencia de criar a un adolescente con ansiedad y espera ayudar a padres como estos en una escala más amplia con su experiencia profesional.

"Criando adolescentes con ansiedad" y "Autorregulación para niños" son dos de sus famosas maravillas sobre la crianza de niños con problemas psicológicos y de comportamiento.

Prefacio

La ansiedad es el miedo, la aprensión o el pavor de que suceda algo horrible o de no poder hacer frente a una situación. La ansiedad suele provocar reacciones corporales como 'mariposas en el estómago', estrés, temblores, náuseas y sudoración. En última instancia, afecta el comportamiento humano, como evitar la fuente de la ansiedad, desarrollar mecanismos de afrontamiento poco saludables o cambiar su estilo de apego.

La ansiedad es una emoción compleja con factores desencadenantes complejos, que encuentra a sus víctimas principalmente en los años de la preadolescencia y la adolescencia.

La adolescencia es un período de transformación emocional, física y social que ocurre simultáneamente a medida que cambia el cerebro de los adolescentes. Los adolescentes quieren probar cosas nuevas y quieren más independencia. Los adolescentes se encuentran en un estado constante de preocupación por estas transiciones, oportunidades y desafíos.

Sentirse ansioso, confundido, preocupado e incluso asustado es normal y en ocasiones nos ayuda a alcanzar nuestras metas personales y profesionales, pero las cosas se salen de control cuando estos sentimientos hacen un hogar en ti. Actúan como un veneno lento para el cuerpo y el cerebro de un ser humano, afectando cada parte de tu vida si no los molestas.

Su hijo adolescente necesita su mano amiga en este momento, por muy aterrador y frustrante que pueda sentirse. Estoy aquí con un libro lleno de estrategias prácticas para ser su socio de confianza en este viaje.

Entiendo lo que estás sintiendo. Me tomó años ayudar a mi adolescente a manejar su ansiedad paralizante. Usted y su adolescente pueden llegar al otro lado del túnel. Vamos a empezar.

Introducción

Según un estudio, una cuarta parte de todos los adolescentes experimentarán algún trastorno de ansiedad en algún momento de sus vidas. Eso es trescientos millones de adolescentes.

Además, este número solo ha ido aumentando gradualmente a lo largo de los años.

También es desafiante, agotador, desgarrador y aislado tener un hijo con un problema de ansiedad. Tengo historias desgarradoras de innumerables adolescentes que han venido a buscar mi ayuda profesional en el asunto.

Entremos en el mundo de uno de esos adolescentes.

Allison se retorció y pateó las sábanas de su cama, incapaz de dormir. Eran las 2:00 a. m. No pudo resistirse a revisar su teléfono a pesar de su compromiso de no usarlo después de acostarse. Allison había estado intentando cerrar sus pensamientos durante meses. Luchó con mucho diálogo interno negativo, pesimismo, baja autoestima y ansiedad. Allison estaba fatigada y tensa todo el tiempo.

La vida había sido bastante feliz y estable hasta que su padre murió cuando ella tenía 11 años y su madre se hundió en una depresión severa. Allison se sintió aún más distante y sola después de que su hermano mayor se fue a la universidad. Parecía que su vida familiar había llegado a su fin. Allison no tenía a nadie. Allison ya no tenía 11 años cuando su madre buscó terapia para sí misma y comenzó a sentirse mejor. Tenía dieciséis años y no necesitaba ni quería pasar tiempo con su madre.

Allison estaba angustiada y se culpó a sí misma después de múltiples consecuencias de amigos. La ansiedad de Allison aumentó a medida que sus pensamientos se volvían más negativos y persistentes. Comenzó a faltar a la escuela debido a dolores de cabeza y problemas estomacales. Se sentía como si el mundo se estuviera cayendo a su alrededor. Tendría frecuentes ataques de pánico. Fue entonces cuando se salió completamente del radar de su vida social. Las cosas empezaron a empeorar y ella se hundió profundamente en la depresión.

La ansiedad está ligada a nuestro instinto de supervivencia. Es una respuesta de miedo (como pelear o huir) cuando no hay peligro o amenaza real, similar a una falsa alarma en su cuerpo. Cuando el dolor emocional de la ansiedad se internaliza, emerge como depresión y pérdida de autoestima. Cuando la angustia se exterioriza, se manifiesta como berrinches llenos de rabia.

Pero espera, ¿cómo se siente realmente la ansiedad?

"Consideré describir la ansiedad como una niebla que oscurecía mi pensamiento, pero una explosión en el cerebro se sintió más adecuada.

La ansiedad puede golpear mi cerebro con tal poder que hace añicos mis pensamientos en metralla que se esparce en todas direcciones. Lo único que queda es un vacío, un cráter de vacío.

¿Alguna vez ha interactuado con alguien que parecía estar teniendo un ataque de ansiedad y notó una expresión en blanco en su rostro o una falta general de respuesta? Estoy dispuesto a apostar que les encantaría responder a tu pregunta correctamente, pero en este momento, su intelecto es un cráter sin nada que ofrecer.

Los pensamientos a veces se sienten tan lejanos que evito las situaciones sociales por completo para evitar tener que interactuar con el cerebro entumecido. Esto me irrita bastante a veces. Pero cuanto más lo lucho, más se congelan mis pensamientos.

Entonces, ¿cómo puedo descongelarme? Desafortunadamente, no hay una solución simple. Se necesita tiempo, paciencia y darme espacio para relajarme y contemplar para recuperar el control de mi mente y mi cuerpo".

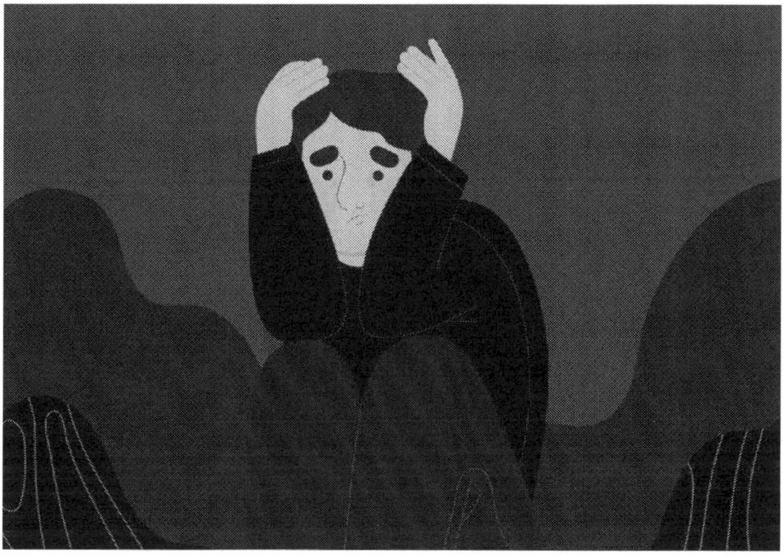

Como padre, no hay sentimiento más impotente que ver a su hijo sufrir de ansiedad y no saber qué hacer, especialmente cuando su propio cerebro causa la agonía. Proteger a sus hijos es una de sus responsabilidades como padre. Pero, ¿cómo lidiar con un monstruo invisible que vive dentro de ellos?

He preparado este libro para ayudarlo a capacitar a sus hijos adolescentes para que no pierdan su personalidad ante el acosador que tienen en la cabeza. Primero, se le proporcionará una comprensión profunda de la psicología de la ansiedad y cómo se manifiesta en diferentes aspectos de la vida de su adolescente. Luego, se discutirán en detalle las estrategias para hacer frente a la ansiedad y el estrés con hojas de trabajo para maximizar el beneficio para usted y sus hijos adolescentes.

El primer capítulo cubrirá la psicología, sus signos, razones y efectos de la ansiedad, junto con su representación en la adolescencia. También señalaremos lo que se debe y lo que no se debe hacer en la crianza de adolescentes con ansiedad. El próximo capítulo cubre las pautas generales para criar a un adolescente con ansiedad de la manera correcta y cuánto importa la crianza correcta cuando se trata de la salud mental de sus hijos. Continuando, los siguientes cinco capítulos se enfocan en las cinco formas prominentes en que la personalidad de un adolescente se ve afectada por la ansiedad y qué estrategias existen para lidiar con ellas. El libro estará repleto de estudios de casos, hallazgos de investigaciones y hojas de trabajo para profundizar su comprensión del tema.

Los adolescentes son humorísticos y divertidos, y sus personalidades vibrantes son entretenidas de ver y experimentar; sin embargo, también pueden ser malhumorados, rebeldes y ansiosos. Los años de la adolescencia pueden ser desafiantes ya que estas mentes jóvenes están atrapadas en el limbo de crear su propia identidad mientras viven bajo las reglas de sus padres. Durante este período crucial de la vida, los adolescentes son vulnerables a la presión de los compañeros y la ansiedad, y usted, como padre, puede tener un gran impacto en la forma en que sus hijos manejan su ansiedad.

Cuando se trata de criar a un adolescente ansioso, el instinto natural es anticipar circunstancias desafiantes y esforzarse por hacerlas más cómodas. Los padres quieren tener control sobre los resultados de sus hijos para mantenerlos cómodos, seguros y felices. Todo esto está motivado por el amor, pero impide que los niños se conviertan en personas resistentes y autosuficientes. El impulso natural es mejorarlo haciendo que desaparezca. Aún así, es responsabilidad de los padres guiar a sus hijos y ayudarlos a "resolverlo" mientras aún se encuentran en el entorno seguro del hogar.

Además de mi conocimiento personal sobre la ansiedad, tengo 8 años de experiencia como psicóloga clínica. He trabajado con cientos de padres que luchan por sacar a sus hijos adolescentes del agujero de la ansiedad. Siempre he pensado que tengo suerte de tener conocimientos profesionales sobre el tema ya que puedo ayudar a mi propio hijo de la mejor manera posible. Tratar con padres que luchan a diario me recuerda ese privilegio. Quería ayudar a los padres en una escala más amplia, que es la inspiración detrás de este libro.

Las estrategias que he recopilado en este libro son muy recomendables para todos mis clientes en mi práctica profesional y han mostrado una mejora notable en la ansiedad de sus adolescentes.

Si eres un adolescente que explora este libro, quiero que sepas que entiendo por lo que estás pasando y quiero ayudarte. Te aseguro que te empoderaré para recuperar tu vida y dejar atrás la ansiedad paralizante. He ayudado a muchos padres y adolescentes a combatir el demonio de la ansiedad. Ahora es tu turno. Vamos a empezar.

Capítulo 1:¿Entiendo la ansiedad de mi adolescente?

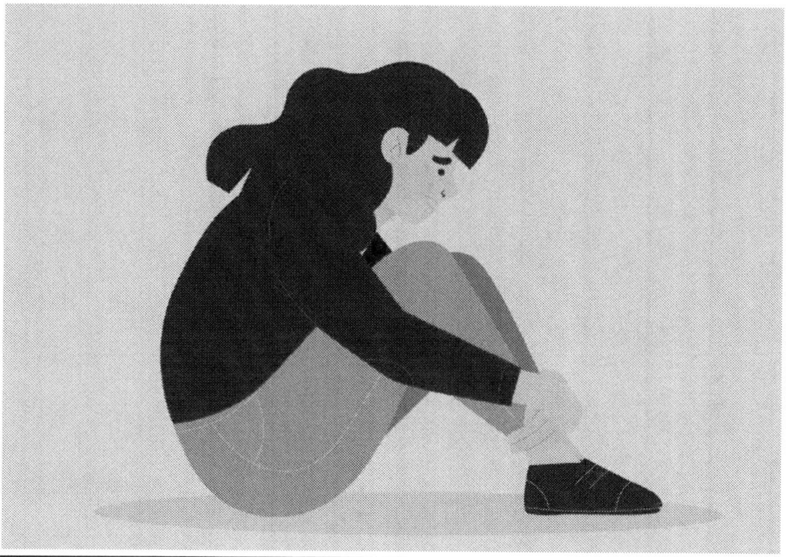

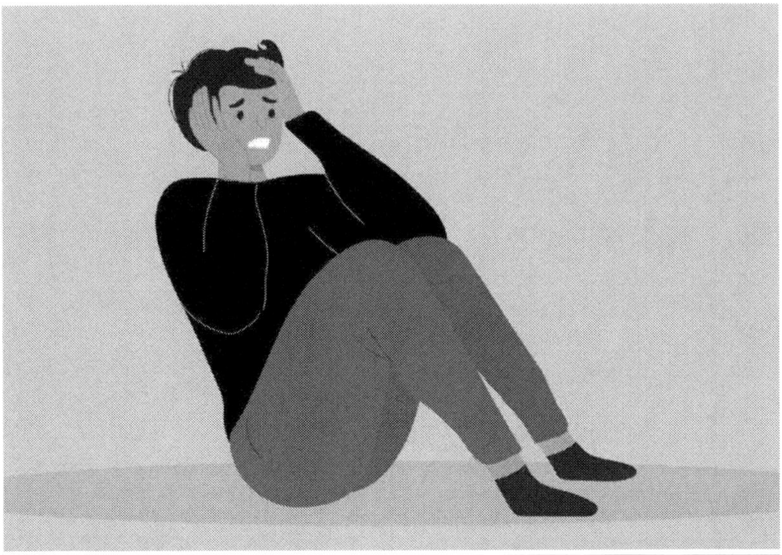

La ansiedad afecta a todos de una forma u otra. Es una reacción natural a cualquier cosa aterradora, como hablar frente a un grupo o realizar una prueba importante. Las personas no siempre se dan cuenta de lo grave que puede ser vivir en un estado constante de miedo, ya que tales sentimientos son fugaces y están vinculados a una causa específica.

¿Puedes recordar cómo se siente estar en el punto más alto de una montaña rusa? Recuerda la fuerte ola de ansiedad que te golpea justo cuando estás a punto de caer por el precipicio. Es una sensación de estómago revuelto que dura solo unos segundos, pero puede durar días o incluso semanas en personas con ansiedad crónica.

Todos pueden sentirse ansiosos de vez en cuando durante actividades como hablar en público o una entrevista de trabajo, o comenzar una nueva carrera o escuela. La ansiedad es la reacción emocional del cuerpo al estrés y puede surgir como miedo o ansiedad sobre el futuro. Si bien es normal sentirse ansioso de vez en cuando, los síntomas de ansiedad persistentes o repetidos pueden sugerir la presencia de un trastorno de ansiedad. La ansiedad clínica puede manifestarse en una variedad de formas para esos miles de millones, que van desde la inquietud continua, la distracción y una especie de contracción de todo el cuerpo hasta la catástrofe paralizante de un ataque de pánico en toda regla. Todo se siente mal y siempre estás tratando de salir de eso, lo que generalmente empeora las cosas. Pero, afortunadamente, todo es diagnosticable, manejable y tratable.

Pero la ansiedad a menudo conduce a la depresión si no se trata. La depresión puede sentirse como una sensación persistente de insatisfacción, vacío y desesperanza que se convierte en parte de la vida diaria. No hay alegría en la vida. La concentración y el enfoque son significativamente más difíciles de mantener, lo que dificulta cualquier tipo de toma de decisiones. La depresión también puede ser físicamente dolorosa a veces. ¿Te suena familiar?

"La depresión se siente como una carga sobre mis hombros, arrastrándome donde quiera que vaya".

"La depresión está detrás de una máscara construida, sonriendo mientras otros se ríen y deseando poder desaparecer".

"La depresión me impide lavarme el pelo o cepillarme los dientes porque no puedo moverme".

Su adolescente no está solo. Su adolescente no es débil. Incluso las personas más exitosas y famosas encuentran que la ansiedad paraliza sus vidas, pero aún así han hecho las mayores contribuciones a nuestro mundo. Esto da la esperanza de que estar angustiado no signifique una guerra perdida. Oprah Winfrey, Adele y Joey Votto se encuentran entre las muchas celebridades que tienen ansiedad. Algunas personas incluso creen que Abraham Lincoln luchó con ansiedad y depresión severas. Entonces, ¿qué puede impedir que sus hijos adolescentes logren lo mejor?

1.1 Cuentas de ansiedad adolescente

Quiero darle una idea profunda de lo que la ansiedad de su adolescente puede sentir por él para que usted y su adolescente puedan relacionarse mejor con el resto del libro. Quiero que sepas que no estás solo y que puedes superar esto. Aquí está la ansiedad a través de la lente de los adolescentes que han tenido encuentros cercanos con ella.

la historia de axel

Mi ansiedad adolescente comenzó cuando a mi padre le diagnosticaron cáncer de pulmón en noviembre de 2016. Solo recuerdo un revoltijo de eventos: comer en un restaurante, recibir un mensaje de mi padre informándome que se había hecho pruebas y recibir los resultados el Día siguiente. Realmente no tenía idea de que había algo malo con la salud de mi padre, así que todo fue una completa sorpresa para mí. Mientras caminaba al aire libre para tomar un poco de aire fresco, comencé a tener una sensación extraña dentro de mí. Tuve mi primer episodio de pánico en ese momento mientras estaba de pie apoyado contra una pared, tratando de procesar todo lo que estaba pasando.

Mi ansiedad empeoró a medida que avanzaba en su tratamiento contra el cáncer. Empecé a tener ataques de pánico más frecuentes y comencé a evitar las situaciones sociales que solía disfrutar como oportunidades para socializar con mis amigos. Pero todavía estaba seguro de que fuera lo que fuera esta "ansiedad adolescente", podría manejarlo por mi cuenta, que no necesitaba la ayuda de nadie. Estaba equivocado.

Mi padre perdió la batalla contra el cáncer en mayo de 2017, solo un año después de que le diagnosticaran cáncer. Mi salud mental comenzó a desmoronarse rápidamente después de eso. No solo mis constantes emociones de ansiedad me debilitaban, sino que también comencé a sufrir de despersonalización, insomnio y melancolía. Empecé a creer que la muerte de mi padre me estaba pasando factura. Obviamente estaba destruyendo mi espíritu, por lo menos.

Sufrí el mayor ataque de pánico que he tenido en un día en particular. Se volvió tan horrible que decidí buscar ayuda. Sabía que necesitaba tratamiento profesional de un terapeuta, y me tomó mucho tiempo llegar a su puerta, pero finalmente fue lo que me devolvió a la vida. Hoy, trabajo con un terapeuta fantástico y espero continuar mi camino hacia la recuperación. He aprendido a controlar mis episodios de pánico y emociones, lo que me ha ayudado a superar mi depresión, completando el círculo de sanación.

la historia de Max

Cuando estaba en la escuela secundaria, mi padre murió. Pasé el resto de mi tiempo allí preocupándome si sería capaz de estar a la altura de sus expectativas. Era un concepto ridículo, pero había momentos en los que era todo en lo que podía pensar. La forma en que veía el mundo era devastadora. No podía quitarme la sensación de que nada de lo que estaba haciendo era lo suficientemente bueno, que nunca estaría a la altura de sus expectativas. Hubo semanas en las que me mantuvo despierto toda la noche, suplicando una respuesta que nunca recibí. Empezó a mejorar cuando busqué ayuda profesional. Acepté la posibilidad de no estar a la altura de sus expectativas, pero eso estaba bien siempre y cuando estuviera feliz con mis logros.

la historia de brezo

He tenido ansiedad severa desde que tengo memoria. En la escuela primaria me fue bien intelectualmente, pero social y emocionalmente estaba detrás de mis contemporáneos desde el principio. La escuela secundaria fue el primer ajuste importante de mi vida. Fue bastante difícil para mí, pero no parecía ser tan difícil para otros. Odiaba ir a la escuela. Entonces, comencé a visitar mucho a la enfermera para salir de clase, y como estaba en casa, comencé a sentirme mal mucho. Mi madre vio por primera vez a un terapeuta un año después de graduarse de la secundaria y le diagnosticaron un trastorno de ansiedad generalizada.

Cuando era nuevo en la escuela secundaria, iba a la oficina de la enfermera una vez a la semana y faltaba a la escuela varios días cada mes. Incluso fuera de la escuela, estaba aterrorizado. Empecé a tomar clases de baile, pero me las saltaba o inventaba excusas para quedarme en casa. Me gustaba bailar, pero no quería que otros me vieran bailar. Pronto comencé a experimentar baja autoestima y me deprimí. Perdí el apetito y la idea de la anorexia nerviosa comenzó a tomar forma. Mi profesor me gritó, acusándome de ser un holgazán, y mi amigo me juzgó. Estaba desamparado y desamparado. Ese verano, comencé a hacerme daño. Mis hábitos de sueño y alimentación estaban en su punto más bajo.

Finalmente, fui a mi primer tratamiento ansiolítico ambulatorio, que incluía terapia cognitiva conductual, y fue bastante beneficioso para mí. Escuchar música, llamar a amigos, hablar solo, leer, escribir y masticar dulces fueron algunas de las habilidades de afrontamiento que aprendí.

Fue el mejor año que había tenido en mucho tiempo y solo falté cinco días a la escuela. Tomo medicamentos que parecen funcionar maravillosamente para mí. También veo a un terapeuta y mantengo a mis padres y amigos en mi situación actual. Estoy en un buen lugar y me siento mucho mejor que hace muchos años.

la historia de Bryan

Yo era un estudiante sobresaliente con muchas actividades extracurriculares que luchaba contra la ansiedad. Mis profesores, con quienes tenía una relación cercana en ese momento, inicialmente desconocían el tema porque mi ansiedad solo resultó en buenas notas. La presa, sin embargo, finalmente se rompió. Mis calificaciones bajaron y comencé a considerar el suicidio. Finalmente fui a mi médico de atención primaria, quien me dijo que estaba relacionado con la ansiedad, así que pedí una segunda opinión a un neurólogo, quien me dijo lo mismo. Primero me resistí al diagnóstico y le dije a un amigo que deseaba que el médico me hubiera dicho que tenía cáncer de cerebro. Encontré que la neurocirugía era más aceptable que la terapia y las drogas.

A pesar de estos contratiempos, sigo siendo optimista sobre el futuro. Ahora vivo en casa y no asisto a la escuela. Habría buscado atención antes si hubiera sabido más sobre mi problema hace años y no lo hubiera considerado un tabú.

Espero que estas historias te den esperanza y te ayuden en tu camino.

1.2 Imanes de ansiedad para adolescentes

La ansiedad a menudo zumba en el trasfondo de la vida normal de un adolescente, dada la variedad de cambios e incertidumbres que enfrenta. La ansiedad puede convertirse en un estado crónico y agudo para ciertos niños, lo que interfiere con su capacidad para asistir a la escuela y desempeñar su potencial académico. Se vuelve difícil participar en actividades extracurriculares, hacer y mantener amigos y mantener una conexión flexible y de apoyo dentro de la familia. La ansiedad a veces puede limitarse a sentimientos vagos y flotantes de inquietud. Otras veces, se manifiesta como episodios de pánico y fobias.

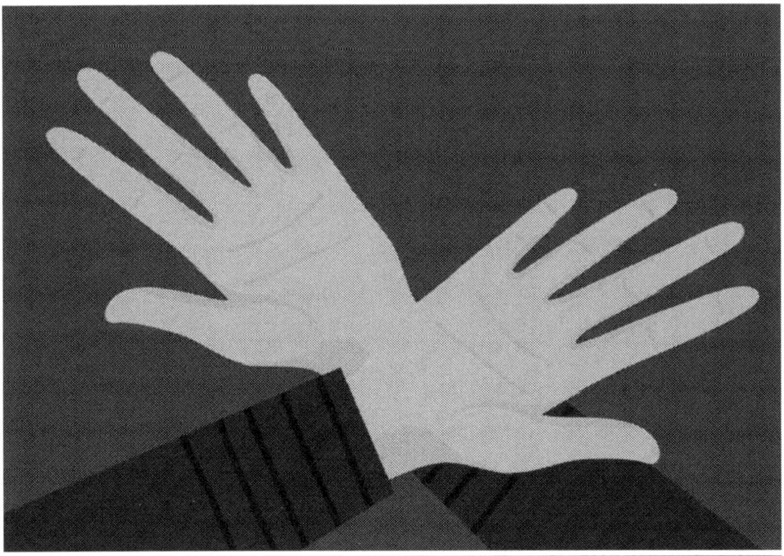

¿Por qué los adolescentes son propensos a la ansiedad y el estrés?

Cambiar la estructura del cerebro

El cerebro experimenta un crecimiento neuronal significativo y una reestructuración durante la adolescencia, lo que resulta en alteraciones en la conexión dentro y entre distintas regiones del cerebro. Este cambio está lleno de posibles trampas explosivas y campos minados para la mayoría de los adolescentes.

Según algunas investigaciones, el crecimiento y la conectividad del cerebro humano no alcanzan la plena madurez hasta alrededor de los 25 años. "Las empresas de alquiler de coches afirman lo correcto", según algunos investigadores. El cerebro no está del todo maduro a los 16 años cuando un adolescente puede adquirir una licencia de conducir; o a los 18 años, cuando pueden votar; oa los 21 años, cuando la mayoría puede beber, pero está más cerca de ser maduro a los 25 años, cuando pueden alquilar un automóvil.

La conectividad cerebral, su estructura y el comportamiento de los adolescentes están todos entrelazados. Mientras que los adultos jóvenes desarrollan nuevos niveles de regulación emocional y pensamiento complejo, sus cerebros experimentan cambios directamente necesarios para mantener estas habilidades.

Los investigadores han descubierto un gen llamado DCC que puede ser responsable de una conectividad cerebral saludable durante la adolescencia. Pequeños cambios en DCC a lo largo de la adolescencia pueden conducir a cambios importantes en la función cerebral prefrontal en el futuro.

Durante la adolescencia, DCC está relacionado con la red de dopamina en el cerebro prefrontal. Los investigadores descubrieron que el mal funcionamiento de este gen durante la adolescencia tiene repercusiones en el comportamiento que pueden perdurar en la edad adulta utilizando modelos de ratones. Los adolescentes son particularmente propensos a problemas psiquiátricos, como depresión, esquizofrenia y adicción a las drogas, en esta etapa del desarrollo del cerebro.

Los investigadores estudiaron la expresión de DCC en los cerebros de los pacientes que se habían suicidado para ver si los hallazgos de dicha investigación básica podrían aplicarse a sujetos humanos. Según el estudio, los adolescentes que se suicidaron tenían niveles del gen DCC un 48 por ciento más que los sujetos de control.

Influencia y estilo de crianza ineficaz

Si bien nunca querrá que lo acusen de descuidar a sus hijos o de cuidarlos de manera insuficiente, tampoco querrá que lo acusen de cuidarlos demasiado.

¿Qué quiero decir realmente con eso? Proteger a sus hijos constantemente afectará su capacidad para lidiar con eventos desagradables que provocan ansiedad. La falta de manejo efectivo de situaciones difíciles puede conducir a trastornos de ansiedad en el futuro.

En algunas circunstancias, puede ocurrir lo contrario. Sus adolescentes pueden estar tan acostumbrados a estar protegidos e insensibles a ciertas situaciones que hacer lo contrario de lo que predican sus padres los hace sentir más independientes. Los padres que sobreprotegen a sus hijos adolescentes de las drogas y el alcohol, por ejemplo, pueden hacer que sus hijos se interesen demasiado, lo que puede conducir al abuso de sustancias.

Mientras tanto, la crianza crítica y desdeñosa puede disminuir la autoestima de un niño y causar ansiedad o desesperación. Lo mismo puede decirse de juzgar la autoestima o la imagen corporal de sus hijos. Los niños ya tienen muchas emociones con las que lidiar y la rigidez puede dificultar su desarrollo.

Además, como muchas enfermedades y dolencias, los trastornos de salud mental tienden a darse en familias y pueden transmitirse de padres a hijos. El American Journal of Psychiatry presentó una investigación que siguió a niños de padres deprimidos durante 20 años para ver cómo se las arreglaban cuando eran adultos. Descubrieron que los niños cuyos padres estaban deprimidos tenían tres veces más probabilidades de desarrollar problemas de salud mental y abuso de sustancias que los niños cuyos padres no estaban deprimidos.

Es vital entender que el hecho de que un padre tenga un problema de salud mental no garantiza que afectará a sus hijos. Se trata más bien de cómo la salud mental de los padres influye en su comportamiento.

Luchando en un cuerpo cambiante

La pubertad es un momento caótico en el que las emociones, la apariencia y la química interna cambian a una velocidad vertiginosa. Como resultado, no sorprende que esta fase del desarrollo sea también un momento de alta tensión, que a veces puede conducir a la angustia adolescente muy común, así como al pánico y los pensamientos suicidas.

El estrógeno, una hormona sexual femenina, se ha asociado con la depresión durante mucho tiempo. Los niveles de estrógeno de las niñas aumentan considerablemente durante la pubertad, lo que posiblemente contribuya al aumento de las tasas de depresión.

Además, la edad de inicio de la pubertad puede influir en la tasa de depresión. Los niños que tienen un desarrollo "temprano" o "tardío" tienen más probabilidades de experimentar síntomas depresivos que aquellos que creen que se están desarrollando al mismo ritmo que sus compañeros. El crecimiento de los senos de inicio temprano está relacionado con una mayor incidencia de síntomas de depresión, según un estudio de 2016.

Entender la felicidad como un estado constante

La felicidad está tan enfatizada en nuestra cultura que algunos padres creen que es su responsabilidad hacer felices a sus hijos todo el tiempo. Cuando un adolescente está deprimido, sus padres intentan que se sienta mejor. Cuando está enojado, lo calman. Los niños crecen creyendo que si no están felices todo el tiempo, algo anda mal. Esto genera muchos conflictos internos. No se dan cuenta de que es natural y saludable experimentar a veces tristeza, culpa, frustración, desilusión e ira.

Alejarse de las habilidades emocionales

Damos un gran valor a la preparación académica y ponemos poco énfasis en enseñar a los niños las habilidades emocionales que necesitan para tener éxito. De hecho, según una encuesta nacional de estudiantes universitarios de primer año, el 60 % de ellos se siente emocionalmente poco preparado para la vida universitaria. Saber administrar su tiempo, lidiar con el estrés y cuidar sus sentimientos son aspectos importantes para vivir una vida feliz. No sorprende que los adolescentes se preocupen por los problemas cotidianos si carecen de buenas habilidades de afrontamiento.

La electrónica se convierte en un escape poco saludable

El acceso constante a los dispositivos digitales les permite a los niños escapar de emociones desagradables como el aburrimiento, la soledad o la tristeza al sumergirse en juegos mientras conducen o conversan en las redes sociales cuando son enviados a sus habitaciones. Ahora estamos viendo lo que ocurre cuando una generación entera ha pasado su infancia tratando de escapar de la incomodidad. No obtuvieron las habilidades de afrontamiento para lidiar con los obstáculos cotidianos ya que su electrónica sustituyó las oportunidades para desarrollar la fuerza mental.

Altas expectativas y presión de grupo

Los adolescentes están bajo demasiado estrés a esta edad y tienden a establecer metas elevadas para sí mismos. La mayoría de los adolescentes aspiran a tener un buen desempeño en la escuela y asistir a universidades prestigiosas. Muchos estudiantes participan en actividades extraescolares y trabajan medio tiempo. Ser voluntario, participar en actividades comunitarias, tener tareas en el hogar y mantener una vida social activa son cosas que los adolescentes de hoy desean hacer. Estas demandas no solo causan estrés en los adolescentes, sino que también dejan poco tiempo para la descompresión, el tiempo de tranquilidad o incluso para dormir. La privación del sueño exacerba la preocupación, dificulta el sueño y crea un círculo vicioso.

La presión de grupo tiene dos lados, es decir, negativo o positivo, pero eleva los niveles de estrés en ambos casos. Por ejemplo, ser alentado a robar o cometer otro delito es estresante y tiene una presión negativa de los compañeros. Si todos los compañeros de su hijo adolescente obtienen buenas calificaciones, solicitan ingreso a buenas universidades y salen con el capitán del equipo de fútbol o de porristas, esto ejerce mucha presión sobre su hijo adolescente para que se conforme y se mantenga al día.

La ansiedad social es otro tipo de ansiedad que agravan los compañeros. Su adolescente puede temer ir a la escuela y tener que interactuar con otros. El acoso puede crear este problema o desarrollarse aparentemente de la nada. Aunque la ansiedad social y la timidez no son lo mismo, algunas personas creen erróneamente que son tímidas cuando en realidad tienen ansiedad social.

1.3 El desmoronamiento de la ansiedad adolescente

¿Se pregunta qué sucede dentro de la cabeza de su adolescente?

Así es para ella un día normal de escuela de una adolescente con ansiedad:

"Sabiendo lo que me espera, me acerco de mala gana a los escalones de mi escuela secundaria. No tengo amigos, por lo que es un día largo y solitario. Siempre llego temprano porque tengo miedo de llegar tarde a clase. No podía soportar la noción de llegar tarde y ser mirado por todos.

Los profesores suelen pasar a mi lado porque llego temprano. También mantengo la cabeza baja para que no tengamos que decirnos "hola", lo que podría ser incómodo.

Sé lo que están pensando.

¿Cuál es su problema?

¿Por qué no tiene con quién hablar?

Entro en mi clase del primer período y escucho las conversaciones que se desarrollan a mi alrededor. Todos están entusiasmados con lo maravilloso que fue su fin de semana. Mantengo la cabeza baja y trato de no llamar la atención de nadie.

Hago lo mismo con el profesor, esperando que no me haga una pregunta. Funciona algunas veces, y algunas veces no. Cuando me hacen una pregunta, rápidamente murmuro una respuesta, rezando para que el suelo se abra y me tome por completo.

Frecuentemente almuerzo solo o con un grupo de compañeros, solía conocerlos pero ya no tengo mucho en común. Estoy seguro de que se preguntan por qué estoy sentado con ellos, ya que nunca digo nada. Uno de ellos de vez en cuando me hace una pregunta.

Normalmente mantengo mi mirada fija en mi comida y actúo como si no fuera consciente de su presencia.

Probablemente todos se estén preguntando qué me pasa.

He intentado programar mis lecciones para evitar hablar en público. Desafortunadamente, es exagerado evitarlo por completo.

Cuando tengo una presentación o un discurso que dar, me preparo con meses de anticipación. No puedo concentrarme durante todo el día si es en mi clase del último período. Mi corazón late tan fuerte que estoy seguro de que todos pueden oírlo cuando finalmente subo para hablar. Mis manos y mi voz tiemblan. Me cuesta recuperar el aliento. Estoy seguro de que todos piensan que estoy loco o que algo anda muy mal conmigo.

No participo en muchas cosas fuera de la escuela. No tengo un trabajo de medio tiempo como el resto de los niños porque tengo demasiado miedo de postularme o ir a una entrevista. Paso la mayor parte de mis fines de semana leyendo o haciendo la tarea en casa.

No le he dicho a nadie cómo me siento porque estoy demasiado avergonzado y tengo miedo de que piensen que estoy haciendo un gran problema de la nada.

Debería ser capaz de hacer estas cosas, ¿verdad? Es solo uno de los defectos de personalidad que tengo un problema en situaciones sociales. Si persevero lo

suficiente, debería ser capaz de volverme más extrovertido y capaz.
Mi profesor de música intentó charlar conmigo sobre mi nerviosismo en un momento. Se dio cuenta de lo agitado que me puse y me preguntó qué estaba mal, pero descarté su pregunta.
Estaba demasiado avergonzado para expresar cómo me sentía como si ella pensara que era estúpido. Irónicamente, no puedo hablar con nadie sobre mi miedo a la gente porque me aterroriza la gente.
A veces me deprime bastante cómo son las cosas, y creo que a veces incluso me deprimo. Es agotador estar plagado de ansiedad todo el tiempo.
Tal vez una vez que me gradúe de la escuela secundaria, las cosas serán mucho más fáciles.
Con suerte, podré comenzar de nuevo en algún lugar donde nadie me conozca y resolver mis preocupaciones. Tal vez algún día desarrolle la confianza para buscar la ayuda que probablemente necesite".
Pensé en darle una idea detallada de lo que su hijo probablemente siente en su día habitual antes de darle una lista teórica al respecto, pero bueno, eso también es importante para su comprensión. Espero que estos efectos y señales lo ayuden a atender la ansiedad de su adolescente. Vamos a empezar.

Trastornos del sueño

Cada noche, un adolescente debe dormir entre ocho y diez horas.

Sin embargo, hay muchas razones por las que un adolescente no puede dormir lo suficiente. Esto incluye el uso de dispositivos porque la luz azul tiene un efecto sobre la secreción de melatonina. El problema podría estar relacionado con la ansiedad en algunas circunstancias.

La ansiedad no solo puede causar falta de sueño, sino que también puede ser al revés. Por lo tanto, tiene el potencial de convertirse en un círculo vicioso.

Esté atento a los patrones de sueño de su adolescente. Busque las siguientes banderas rojas:

- Ir a la cama tarde en la noche
- Levantarse tarde en la mañana
- Somnolencia durante el día

Retire cualquier dispositivo electrónico de la habitación al menos media hora antes de acostarse. Observe el comportamiento de su hijo para ver si mejora.

Retiro social

Los adolescentes que sufren de ansiedad, especialmente el trastorno de ansiedad social, pueden aislarse. Lo hacen para evitar el estrés de la interacción social.

La ansiedad suele verse exacerbada por el aislamiento social. Cuando una persona está aislada, se interioriza más. Como resultado, se preocupan con pensamientos desagradables. La ansiedad puede dificultar que una persona perciba el mundo a través de los ojos de los demás. Como resultado, a las personas que sufren de ansiedad les puede resultar difícil formar nuevas relaciones empáticas.

Verifique si los comportamientos sociales de su hijo han cambiado significativamente. Los siguientes son algunos ejemplos de comportamientos específicos a los que debe prestar atención:

- Las interacciones de amistad son menos.
- No participar en actividades extracurriculares.
- Tener que pasar más tiempo a solas de lo habitual

Autoestima comprometida

La baja autoestima puede ser un problema para los adolescentes con un trastorno de ansiedad general o ansiedad social. Sin embargo, la baja autoestima puede conducir a otros problemas, como la depresión adolescente. Su adolescente puede dudar continuamente de sus habilidades o conocimientos si tiene poca autoestima. También podría hacer todo lo posible para ganar la aceptación de los demás.

Esté atento a cómo su hijo adolescente se ve a sí mismo. Tiene baja autoestima si se menosprecia o reacciona mal a las críticas. Esto puede indicar un trastorno de ansiedad.

Desempeño escolar en declive

Revise cuidadosamente las boletas de calificaciones y los informes de progreso de su hijo. Las calificaciones bajas también pueden sugerir un problema de ansiedad. Esto es especialmente cierto si las calificaciones de su hijo acaban de empezar a decaer.

Un adolescente preocupado puede postergar y perder tareas con frecuencia. Eventualmente pueden comenzar a faltar a clases o tal vez evitar ir a la escuela por completo. Los estudiantes ansiosos frecuentemente tienen problemas para enfocar su atención. Como resultado, es posible que no puedan alcanzar sus metas académicas.

Sin embargo, tenga en cuenta que a muchos adolescentes ansiosos les va bien en la escuela. Su rendimiento académico con frecuencia coincide con el de los adolescentes no ansiosos. Sin embargo, a menudo tardan más en terminar los trabajos.

Ansiedad y Ataques de Pánico

El síntoma del trastorno de pánico, que es una forma de trastorno de ansiedad, es un ataque de pánico. Este trastorno no es lo mismo que un ataque de ansiedad, contrariamente a la creencia popular. Los ataques de ansiedad suelen desarrollarse con el tiempo como resultado de circunstancias estresantes. Los ataques de pánico, por otro lado, ocurren de forma inesperada y con frecuencia van acompañados de un temor a la muerte. Sin embargo, muchos de los síntomas de los ataques de pánico y los ataques de ansiedad son similares. Estos son algunos de los más comunes a tener en cuenta:

- Transpiración
- Malestar o dolor en el pecho
- Boca seca
- Ritmo cardíaco acelerado

- Opresión en la garganta
- Problemas con la respiración
- Miedo
- Entumecimiento u hormigueo
- Náusea
- Mareo

Lleve a su hijo adolescente a un especialista si observa signos de un episodio de pánico o ansiedad.

Hábitos alimenticios poco saludables

Los trastornos de ansiedad frecuentemente coexisten con problemas de alimentación. De hecho, dos tercios de las personas con trastornos alimentarios experimentan ansiedad en algún momento de sus vidas.

La ansiedad es causada por el estrés, pero también tiene un impacto en los hábitos alimenticios. Las personas que están bajo mucho estrés buscan alimentos ricos en azúcar y grasa. Como resultado, comer en exceso es una posibilidad. Las hembras son más propensas que los machos a consumir alimentos como método para afrontar el estrés, según una investigación. Los hombres, sin embargo, son más propensos a consumir drogas y alcohol. Comer de menos es una forma que tienen algunas personas de lidiar con el estrés. Esta es una reacción más frecuente entre los niños que entre los adultos.

Si su adolescente ha tenido un cambio significativo en el peso, podría ser una indicación de ansiedad.

Cambios de humor

Es natural que las emociones de su adolescente fluctúen a medida que reacciona ante diversas situaciones. Sin embargo, si sus sentimientos cambian en un abrir y cerrar de ojos, podría implicar cambios de humor. Los cambios de humor a veces pueden ser un indicador de preocupación. La ansiedad está influenciada tanto por neurotransmisores como por hormonas. Los cambios de humor pueden ser causados por un desequilibrio en estos químicos. Los cambios de humor de su adolescente serán peores si el desequilibrio es severo.

Averiguar si su adolescente sufre de ansiedad es solo el primer paso. A partir de aquí, deberás actuar antes de que sea demasiado tarde.

Capítulo 2: ¿Estoy criando a mi adolescente ansioso de la manera correcta?

Los entornos familiares a veces pueden resultar en algo más que sufrimiento. Los padres pueden afectar negativamente la salud mental de sus hijos. Algunos padres colocan a sus hijos en situaciones estresantes, haciéndolos sentir humillados, ansiosos o impotentes. Estas son experiencias difíciles que llevamos con nosotros hasta la edad adulta. El trauma causado por la falta de apego, el abuso, la violencia física o psicológica, o cualquier otra cosa que interfiere con el desarrollo psicoemocional óptimo de un niño puede tener repercusiones. El trauma puede alterar el desarrollo del cerebro. Esto puede conducir a problemas psicológicos, que luego pueden afectar la forma en que estas personas crían a sus propios hijos, creando un círculo vicioso.

Según las investigaciones, la dinámica familiar y el entorno son las principales causas de los problemas emocionales y de conducta en los niños. Un estudio reciente del Journal of Family Psychology afirmó que una simple palmada en el trasero podría tener consecuencias negativas. Los Centros para el Control y la Prevención de Enfermedades o CDC presentaron estadísticas de que las experiencias infantiles adversas causan 21 millones de episodios de depresión solo en los EE. UU.

Cualquier gesto, palabra o comportamiento agresivo, ya sea implícito o explícito, dejará su huella. Alterará el comportamiento del niño e incluso dejará una huella en su mente. En consecuencia, los niños que crecen en estos entornos o con estrategias de crianza dañinas específicas, es decir, golpes, nalgadas, comunicación agresiva o cuidadores autoritarios, tienen más probabilidades de tener baja confianza en sí mismos y desarrollar una aceptación del abuso y tener problemas para expresarse.

Usted, como padre, tiene un impacto significativo en la salud mental de su hijo. Entonces, lo que dices y haces y el ambiente que estableces en casa puede fomentar una buena salud mental en tus hijos, alejando la ansiedad, el estrés y la depresión.

Es hora de una historia rápida.

John Green, el autor más vendido que nos ha dado el increíble "La falla en nuestras estrellas", explica que constantemente repite las mismas preocupaciones y ansiedades en su mente. Ni siquiera podía leer un menú o seguir la trama de un programa de televisión a la vez, y mucho menos escribir un libro.

El Sr. Green ha luchado contra el trastorno obsesivo-compulsivo y la ansiedad severa desde que tiene memoria. Lo maneja con asesoramiento y medicamentos, pero todavía lo domina de vez en cuando.

En una entrevista, el Sr. Green expresó que no podía liberarse de la espiral de sus pensamientos y sentía que venían de fuera de su cabeza. Agregó que quería hablar de ello sin sentirse avergonzado o avergonzado porque creía que era vital que las personas escucharan a los adultos que vivieron vidas valiosas y manejaron enfermedades mentales crónicas como parte de esas vidas valiosas.

Si eres un padre o un adolescente que lee esto, lo que quiero que aprendas de esta historia es que incluso las personas más influyentes con las vidas más significativas y satisfactorias luchan contra la ansiedad. No estás solo en esto, puedes tener una vida plena y también puede mejorar para ti.

Ahora analicemos las estrategias de crianza correctas para ayudar a sus hijos a estar libres de ansiedad y cómo, sin saberlo, puede empeorarla. Los adolescentes pueden consultar los siguientes consejos y dárselos a sus padres e incluso buscar ellos mismos los problemas mencionados como la causa principal.

2.1 Oxígeno a la ansiedad

Si tiene un hijo ansioso, probablemente haya intentado todo lo que se le ocurrió para marcar la diferencia. En términos generales, no hay formas correctas o incorrectas de criar a un niño ansioso, pero ciertas cosas funcionarán bien de inmediato, algunas serán útiles a corto plazo pero perjudiciales a largo plazo, y otras que serán un desastre masivo, ¿verdad? fuera. Lo único que tienen en común estas estrategias es que es probable que todas surjan de un lugar de gran amor (a veces teñido de desesperación, lo cual es razonable), pero siempre están motivados por el amor.

Usted siempre será la autoridad sobre su hijo, así que confíe en su instinto sobre lo que funciona mejor. Aquí hay algunos métodos para padres a considerar que pueden parecer que funcionan bien a corto plazo, pero en realidad mantienen la ansiedad de su hijo inflada y bien alimentada:

- ## Padres ansiosos

Crecer con un padre ansioso es un gran desafío para un joven. La ansiedad es una condición constrictiva que impide que las personas disfruten de una vida libre y que valga la pena, y con frecuencia enfatiza la mentalidad del "peor de los casos". Agregue el hecho de que muchos padres nerviosos no se reconocen a sí mismos como ansiosos y creen que su comportamiento e ideas están basados en la realidad. La madre que insiste repetidamente a su hija en que todos los hombres son depredadores y en los que no se puede confiar puede haber sido violada cuando era adolescente. El padre que argumenta que no se debe confiar en las personas de otra raza y hacer amigos puede ser un inmigrante de primera generación a quien las personas de esta etnia violaron de alguna manera.

En otro escenario, los padres ansiosos pueden creer que su ansiedad es algo bueno. De este modo insensibilizan a sus hijos a sus consecuencias negativas. Pueden ver su miedo al peor de los casos como previsión o incluso perfeccionismo como una fuerza impulsora que mantiene su vida encaminada y contribuye a su éxito académico o profesional. Algunos padres acaparadores o con trastorno obsesivo compulsivo rechazan totalmente su enfoque y mentalidad, lo que puede afectar terriblemente la salud mental de los niños.

- **Expectativas poco saludables**

  Aproximadamente durante los últimos diez años, la Sociedad de Liderazgo de Arizona ha trabajado con más de 2000 adolescentes y 1500 estudiantes universitarios. La preocupación más común entre sus estudiantes es estar a la altura de las expectativas de los adultos.

  Queremos lo mejor para nuestros hijos como padres y maestros. Queremos que tengan una vida feliz y próspera. Los empujamos a alcanzar la grandeza. Sin embargo, para alentar a los niños a alcanzar la grandeza, con frecuencia exageramos sus habilidades. Se espera que los adolescentes de hoy obtengan buenas calificaciones, asistan a una buena universidad y obtengan un trabajo bien remunerado. Enseñamos a los niños a tratar la escuela como un trabajo, pero en realidad es más exigente. Los estudiantes deben sentarse en silencio durante 6 horas, escuchar, tomar notas, memorizar, organizar y ejercer el autocontrol en la escuela. La mayoría de las personas son incapaces de lidiar con todo esto en una reunión de oficina de dos horas.

Además de eso, esperamos que nuestros adolescentes se cuiden a sí mismos. Esto significa mantener un estilo de vida saludable, activo y positivo para algunos. Esto implica mantener económicamente a su familia y cuidar su hogar para los menos afortunados.

Como adultos, esto puede no parecer un horario ocupado, pero para los adolescentes, lo es.

Queremos que nuestros adolescentes sean mejores de lo que éramos nosotros, pero pasamos por alto la importancia de permitirles ser ellos mismos.

Por eso la escuela genera ansiedad en los adolescentes: tienen miedo de fracasar.

Por eso se obsesionan con la tecnología: buscan una vía de escape.

Por eso experimentan la presión social: no pueden dejar de compararse con los demás.

Los niños están sujetos a tantas expectativas, estándares y roles que podría escribir un libro completo al respecto. Pongamos algunos ejemplos:

- **Deseo que mi hijo sea como yo.**

En este caso, el cuidador está tratando de moldear a su hijo en sí mismo. Quieren que el niño comparta sus intereses, pasatiempos, modales, creencias e incluso su apariencia. Básicamente, quieren que su hijo sea una pequeña réplica de sí mismos o una extensión de sí mismos.

- **Quiero que mi hijo crezca para ser X.**

  Este es una continuación del concepto anterior, pero pertenece a un rol específico, como una profesión. Con frecuencia se presiona a un niño para que siga los pasos de sus padres. Un padre que es médico, por ejemplo, espera que su hijo siga sus pasos y se siente insatisfecho o incluso enojado si el joven se niega.

- **Centrándose en las debilidades**

  Todos queremos ayudar a nuestros hijos con sus dificultades. Contratamos a un tutor después de una mala nota en matemáticas. Les conseguimos un libro sobre cómo hacer frente a los acosadores después de un incidente de acoso. Sin embargo, sin querer, estamos enseñando a los niños a concentrarse en lo negativo. La mayoría de nosotros ganamos confianza jugando con nuestras fortalezas en lugar de ajustarnos a nuestros defectos. Aquellos que están verdaderamente contentos con nuestras vidas han aprendido a enfocarse en lo que somos buenos mientras ignoramos el resto. Las cosas en las que somos realmente malos probablemente se deleguen o subcontraten. Aunque los niños no siempre pueden evitar sus puntos débiles, concentrarse en sus fortalezas les ayuda a desarrollar autoeficacia y confianza. Si tiene la tentación de pasar el fin de semana buscando tutores de matemáticas porque su hijo tiene dificultades con la aritmética, pase el fin de semana haciendo cosas que le gustan. Su seguridad en sí mismo y su habilidad resurgirán. Puede trasladarse a su próxima lección de matemáticas.

- **cuidar demasiado**

Te sientes mal por tu hijo cuando llega a casa de la escuela con historias sobre niñas malas, niños agresivos y maestros insensibles, y lo expresas a menudo, pero no debes hacerlo. Nuestros hijos se alimentan de nuestras emociones y se angustian más cuando lo estamos. Cuando mi hija me expresa sus preocupaciones, solo para que yo me preocupe, se agrava la situación. Ella espera que yo sea fuerte, pero en lugar de eso, envío el mensaje de que la ansiedad es la respuesta 'correcta' a sus desafíos. Debemos controlar nuestras propias preocupaciones y simpatizar con las de ellos, sin importar lo difícil que sea. Debemos ser la roca emocional: la persona que los comprende, los apoya y (si lo solicitan) los aconseja sin revelar nunca que sus dificultades también nos dan ansiedad.

Apoyar la evasión, organizar el entorno para que se sienta más seguro o modificar los planes para adaptarse a la ansiedad del niño son ejemplos de comportamiento protector. A veces, esto es exactamente lo que se requiere, pero cuando ocurre con demasiada frecuencia e innecesariamente, puede obstruir la capacidad de los niños para desarrollar su propio coraje, fuerza y resiliencia. También puede evitar que los niños aprendan que el mundo, aunque a veces es extraño, no siempre es tan aterrador como parece.

- **Crítica malsana**

Según una nueva investigación, los padres que castigan duramente a sus hijos pueden estar agobiándolos con una ansiedad que dura toda la vida. Los investigadores recopilaron recuerdos de la infancia de más de 4000 personas de diversas edades y los relacionaron con la salud mental autoinformada de los participantes en una encuesta publicada en noviembre pasado. Según los hallazgos, los niños criados por padres autoritarios tienen más dificultades para adaptarse a la adversidad más adelante en la vida. Según otro estudio, los niños que están sujetos a duras críticas aprenden a absorber la información de los padres hasta el punto en que la negatividad relacionada con errores o ERN, el patrón del cerebro para mantenernos encaminados, para que no cometamos más errores por descuido, se convierte en un fuente de ansiedad.

Estos eran los proble- mas de criar a un niño ansioso. ¿Cuáles son los dos?

2.2 Manejo de la ansiedad

Aquí está su kit de herramientas para la ansiedad cada vez que sienta que la ansiedad de su hijo se está apoderando de él y necesita su ayuda para sentirse mejor:

- **Esté atento a los síntomas físicos**

Los adultos deben prestar mucha atención al comportamiento de un niño y buscar los signos reveladores de ansiedad en los niños para comprender la situación.

Anna recuerda que su hijo de 13 años se metió en problemas en la escuela.

"Él acababa de regresar a casa y se quejaba de que le dolía el estómago. Estaba muy enfermo", se expresa Anna. "Él me dijo que estaba preocupado por la escuela, y me dijo específicamente que era un maestro lo que le preocupaba", recuerda cuando lo siguió para intentar descubrir qué estaba causando su dolor de estómago.

Los dolores de estómago, los dolores de cabeza y los vómitos son signos de ansiedad. Los adolescentes pueden tener un ritmo cardíaco acelerado o ponerse húmedos y comenzar a llorar. Puede haber muchas vueltas en la cabeza. Pueden congelarse, adormecerse o agitarse mucho. Pueden caminar o huir.

- **Valide los miedos de su hijo**

Conozco a muchos padres que dicen que no saben qué hacer cuando sus hijos tienen miedo de cosas que no deberían tener miedo, especialmente si el miedo interfiere con sus rutinas diarias, como dormir o hacer la tarea.

"Bajó las escaleras. Eran las 2 am entonces. También me despertó", se refería Amber a su hijo de 14 años. "Ella no quería ir a la universidad. Ella quería quedarse en casa. Eran las 2 am entonces. Fue entonces cuando tuve que tener mucho cuidado con mis palabras y no decir cosas como, 'Eso es estúpido'". La reacción filtrada de Amber fue correcta. Nunca rechace las preocupaciones de un niño, independientemente de lo poco razonables que puedan parecer. La principal prioridad de un padre debe ser sus hijos, "No decir, 'Oh, ya sabes, anímate', sino reconocer los sentimientos de tu hijo.

Lewis, del Instituto Nacional de Salud Mental, sugiere decir en momentos como estos: "Entiendo que estés de mal humor en este momento. Entiendo que estas son emociones aterradoras".

Es fundamental que los jóvenes se sientan respetados y escuchados. Incluso si está seguro de que los extraterrestres no se apoderarán del mundo mañana, debe reconocer y apreciar su preocupación si su hijo está preocupado.

- **Ayuda a enfrentar los miedos**

Validar los sentimientos no es lo mismo que aceptarlos. Entonces, si un niño tiene miedo de ir al médico, escúchelo y sea comprensivo, pero también motívelo a creer que puede superar sus miedos. Debes respetar el miedo del niño, pero esto no implica que debas sucumbir a él. Cuanto más evites o te niegues a hacer cosas particulares, al niño se le enseña casi implícitamente que hay una razón para preocuparse o temer si no hacemos las cosas desagradables. Está dando la palabra, 'Bueno, podría haber un componente dañino en esto'.

"Es esencial", argumenta Lewis, "que los jóvenes entiendan que la vida va a ser desafiante". Las cosas pueden ser aterradoras. Somos capaces de completarlos.

Pero ten cuidado; tendrás que empujarlos un poco. Hay una línea estrecha. No puedes presionarlos demasiado o se romperán.

- **<u>Construyendo Confianza</u>**

Ayúdelos a progresar en pasos de bebé y apreciarlo. Lewis recuerda haber trabajado con un niño de 8 años que tenía miedo de vomitar.

"Practicamos mucho", dijo, "incluyendo el pedido de spray para vómitos y gominolas con sabor a vómito de Amazon. Usamos YouTube para escuchar una variedad de divertidos sonidos de vómito. Practicamos mucho hasta que llegamos al punto en que hicimos un vómito falso y fingimos vomitar en el baño".

Y, según Lewis, la niña hizo mejoras significativas paso a paso. Un día le dijo: "alguien vomitó en mi clase y yo corrí a la esquina del salón", como diciendo: "¡Yo no salí del salón de clases!". Estaba realmente satisfecha con su progreso. Anteriormente, habría salido disparada del salón de clases a la oficina del consejero y luego habría faltado a la escuela durante la semana siguiente más o menos.

Lewis sugiere que los padres utilicen recompensas para reconocer los logros de sus hijos; consideren recompensas pequeñas pero significativas, como dejar que su hijo elija la cena o la película para la noche de cine familiar.

Estas son algunas pautas generales para padres que debe tener en cuenta. Ahora entremos en las diferentes caras de la ansiedad y abordémoslas.

Capítulo 3: Cuando mi adolescente se preocupa constantemente

Las preocupaciones y las dudas son parte de las experiencias humanas. Es natural que un adolescente se preocupe por las buenas notas, la imagen corporal, los conflictos familiares y más. Sin embargo, la preocupación "natural" se vuelve excesiva cuando es inmanejable y continua. Está constantemente preocupado por los "qué pasaría si" y los peores escenarios, y está interfiriendo con su vida diaria ya que no puede quitarse los pensamientos ansiosos de la cabeza.

Preocuparse constantemente, pensar negativamente y esperar lo peor puede tener un impacto negativo en su salud emocional y física. Puede agotar su fuerza emocional, ponerlo nervioso e inquieto. Los dolores de cabeza causan insomnio, tensión muscular y problemas estomacales, y dificultan la concentración en el trabajo o la escuela. Puede desahogar sus frustraciones con las personas más cercanas a usted, tratar de distraerse distraído frente a una pantalla o automedicarse con drogas o alcohol. La preocupación crónica también es un síntoma del Trastorno de Ansiedad Generalizada (TAG), un trastorno de ansiedad prevalente caracterizado por tensión, inquietud y una sensación general de malestar que impregna toda su vida.

Este es el relato de un joven que lidia con GAD:

"Ya había pasado cinco años de sufrimiento solo con un trastorno de ansiedad generalizada cuando tenía 18 años. Con el creciente peso del miedo presionando dolorosamente mi pecho cuando entré en la adolescencia, mi capacidad para hablar disminuyó como un chispa ardiente Como una pitón capturando a su víctima, el agarre se apretaba con cada intento que hacía para liberarme.

Necesitaba liberarme de este agarre esclavizante. El problema de mi perpetrador invisible era que entendía muy poco acerca de sus debilidades, y estaba convencido de que nadie más lo sabía.

Es difícil ver alguna salida de esta jaula cuando estás solo y viviendo dentro de los límites de tu cabeza. Una nube negra se cierne frente a tus ojos, empañando cualquier rayo de esperanza.

Empecé a aislarme de las personas más cercanas a mí. Tenía miedo de causar daño a otros con acciones que estaban fuera de mi control. Decidí alejar de mí a tantas personas como fuera posible. Fue una tortura para mí ya que no podía explicar por qué estaba actuando de esta manera a quienes necesitaban saber.

La ansiedad te hace sentir alienado del resto del mundo. Estás enfadado y emocionalmente cansado, lo que hace que la vida cotidiana sea muy desagradable de soportar.

Lo sé porque he estado allí; He estado en tus zapatos. Esta densa atmósfera seguirá abriéndose camino hacia cualquier resto de coraje y fuerza que hayas reservado en tu corazón hasta que decidas qué es más valioso para ti: la agonía o la felicidad.

En mi cumpleaños número 19, después de cinco años de severo tormento, decidí enfrentarme a este monstruo de frente. Me di cuenta de mi sufrimiento: tuve la fuerza para soportar esta cantidad de angustia todos los días, desde el momento en que abrí los ojos hasta el momento en que me acosté. ¿Y si pudiera canalizar esa fuerza y entusiasmo hacia mi recuperación?

El primer paso fue eliminar la mayor ventaja de la ansiedad: su oscuridad. Decidí humanizar mi condición acuñando el término "gremlins" para describir la experiencia comunitaria de preocupación. Los gremlins pueden ser derrotados, entrenados y manejados.

Empecé a concentrarme en lo que agitaba mi ansiedad, lo que la hacía extremadamente difícil de controlar y cuando estaba en reposo cuando humanicé la ansiedad y aprendí a abordarla. La primera vez que confesé en voz alta que no estaba bien fue el momento más aterrador de mi vida, pero es la razón por la que sigo aquí hoy".

Así de importante es entender tu ansiedad y aceptar que necesitas ayuda por más difícil que parezca. Insto a los padres a que no avergüencen ni culpen a sus hijos por sus sentimientos. De esta manera, simplemente se sumergirán más profundamente en la espiral de preocupación.

Considere su cerebro como una montaña rocosa: un solo pensamiento angustioso puede desencadenar una cascada de preocupaciones relacionadas. Levante la mano si este escenario le resulta familiar.

- Suspenderé mi examen si no me quedo despierto toda la noche estudiando, y si no apruebo mi examen, me echarán de la escuela.
- Según una llamada perdida de mi madre, alguien que me importa ha muerto.
- Mi codo tiene una peca extraña. es cáncer Voy a morir.

Significa que su hijo adolescente se preocupa patológicamente. Debes pensar, ¿por qué tu hijo no deja de preocuparse? Déjame decirte por qué puede ser tan difícil dejar de preocuparse.

La preocupación puede mantenerlo despierto por la noche y ponerlo tenso e irritable durante el día. Incluso si desprecias ser un manojo de nervios, puede ser extremadamente difícil detenerlo. Los pensamientos preocupantes de la mayoría de los que se preocupan crónicamente se alimentan de sus puntos de vista sobre la preocupación, tanto negativos como positivos:

➢ Creencias negativas

Puedes pensar que tu preocupación constante es mala para ti, que te volverá loco o perjudicará tu salud física. Es posible que le preocupe perder el control de su preocupación, que se haga cargo y nunca se detenga. Sin embargo, los pensamientos negativos sobre la preocupación, como angustiarse por la preocupación, aumentan la ansiedad y prolongan la preocupación. Los buenos pensamientos sobre la preocupación pueden ser igual de dañinos.

- **Creencias Positivas**

Puede creer que preocuparse evita que sucedan cosas desagradables, lo prepara para lo peor o lo lleva a soluciones. Tal vez te convenzas de que si piensas en un problema el tiempo suficiente, eventualmente lo resolverás. Tal vez pienses que preocuparte es algo responsable o que es la única manera de asegurarte de no olvidar algo. Si cree que su preocupación cumple una función positiva, es difícil romper el hábito de la preocupación. Puede recuperar el control de su mente perturbada una vez que se dé cuenta de que preocuparse es el problema, no la solución.

¿Qué les preocupa a los adolescentes? ¿Cómo cambia su patrón de pensamiento? Estudiemos.

3.1 Mundo de preocupación adolescente

Los años de la adolescencia vienen con un rápido desarrollo y cambio mental, físico y social. Durante este tiempo, los adolescentes enfrentan varios desafíos externos e internos desafiantes. Los desequilibrios hormonales, la pubertad, las demandas sociales y familiares, las presiones laborales y escolares, etc., son cosas con las que deben lidiar. La mayoría de los jóvenes creen que son incomprendidos. Sus emociones y sentimientos deben ser reconocidos y validados por sus padres. Los padres deben comunicarse con sus hijos que luchan con los desafíos del crecimiento de la adolescencia para abordar sus inquietudes con consideración y cortesía.

Los adolescentes de hoy en día se encuentran con una amplia gama de problemas que son variados pero, en muchos casos, interconectados. Como resultado, los padres deben ser conscientes de los desafíos que enfrentan los niños pequeños hoy en día y estar preparados y equipados para ayudarlos lo mejor que puedan. La siguiente es una lista esperada de problemas preocupantes con los que un adolescente puede estar lidiando:

- **Los grados**

Lo crea o no, la mayoría de los adolescentes, incluso los que tienen un promedio de C, están preocupados por sus calificaciones. Las buenas calificaciones son un signo de felicidad y éxito, y aunque los adolescentes afirman que la aceptación de los maestros no es tan deseable, aún cuenta. En esencia, los niños entienden que una buena calificación o cualquier otra forma de reconocimiento honorable les proporciona la legitimidad que tanto desean. Cuanto más tiempo se descarten como posibles triunfadores, más difícil será volver a encarrilarlos.

- **Percepción de los demás**

  Los adolescentes están particularmente preocupados por "elegir" la identidad adecuada. No quieren ser vistos negativamente o etiquetados con términos despectivos. Desafortunadamente, muchas cosas que a uno le pueden gustar, como sacar notas sobresalientes o tocar la viola en la sinfonía de la escuela, pueden asociarse con ser un idiota. También pueden buscar elogios de sus compañeros adoptando hábitos como fumar o beber. Cuanto mayor sea la autoestima de un adolescente, es menos probable que confirme su apariencia con lo que cree que sus compañeros de clase quieren que sea.

- **Tiempo limitado**

  Los adolescentes son la primera generación de personas "sobreprogramadas". Eso es lo que obtienes por inscribir a tu hijo en danza a los dos años y kárate a los cuatro años. Si no enseñó a sus hijos sobre la gestión del tiempo cuando eran más pequeños, debe hacerlo ahora. Discuta la importancia de priorizar y administrar su tiempo con su adolescente. Tal vez también debería hacer una "verificación de la realidad" en su propio horario.

- **Imagen corporal**

  Los adolescentes pueden sentirse abrumados por la pubertad porque trae muchos cambios. Sus cuerpos cambian en tan poco tiempo. Además, nuestra estructura social promueve un tipo de cuerpo casi inalcanzable como ideal, lo que lleva a comparaciones irracionales y sentimientos de inferioridad. Escuchar atentamente cómo se siente el adolescente acerca de las transiciones físicas de la pubertad a menudo puede ayudar. También es beneficioso hablar sobre las redes sociales con los niños. Algunas imágenes crean ideas poco realistas en la mente de los jóvenes, y es fundamental eliminarlas de sus cabezas.

- **El futuro**

  Desde ingresar a la universidad hasta conseguir un trabajo, los adolescentes son muy conscientes de la necesidad de hacerse un lugar significativo en el mundo, así como de la competencia que enfrentarán al hacerlo. Continúe recordándole a su adolescente sus fortalezas y cómo sus atributos (inteligencia, sensibilidad, paciencia, sociabilidad) y talentos (ser bueno con los niños, ser bien organizado o ser un genio de la computadora) son valiosos para el mundo. Asegúrele a su hijo que habrá un lugar para él, incluso si no sabe qué es o dónde está. Anime a su adolescente a considerar una variedad de opciones; El camino hacia el futuro puede no estar siempre claro, pero aun así puede estar lleno de emocionantes posibilidades.

- **Problemas en la familia**

  La mayoría de los adolescentes dominan el arte de parecer despreocupados por sus familias, pero su conducta descuidada no refleja sus verdaderos sentimientos. Su adolescente es muy consciente de los problemas en el hogar (ya sean emocionales o financieros). En la medida de lo posible, tómese el tiempo para explicar y tranquilizar.

Todos sabemos que la ansiedad afecta nuestro estado emocional y dificulta la comunicación con el mundo exterior, pero también vale la pena señalar cómo afecta a lo que prestamos atención a lo largo del día. La ansiedad cambia aquello de lo que somos conscientes y, como resultado, cómo experimentamos la realidad al distorsionar nuestra atención. Esto podría tener implicaciones de largo alcance. El impacto de la ansiedad en la atención puede afectar nuestros puntos de vista y sistemas de creencias de manera predecible y precisa.

Para usar una metáfora del psicólogo estadounidense con visión de futuro del siglo XIX William James, nuestro sistema de atención visual actúa como una linterna que busca en el entorno que nos rodea. La región finita del espacio ocupado por nuestro foco de atención en un momento dado está representada por este "foco atencional". Lo que sucede dentro del foco se procesa conscientemente, y lo que sucede fuera no. Podemos hacer brillar nuestra linterna en cualquier sección del entorno que elijamos para investigar en profundidad moviendo nuestros ojos alrededor de una escena visual. En realidad, el análisis en profundidad de un objeto, una cadena de texto o un lugar es imposible sin antes traerlo al centro de atención.

Considere lo que sucede con nuestra atención cuando leemos un libro en un tren lleno de gente. Línea por línea, nuestros ojos se mueven de izquierda a derecha a lo largo de la página, arrastrando nuestra atención de palabra en palabra. Mientras que la palabra en la que hemos centrado nuestra atención parece nítida y clara para nuestra percepción, las palabras en la página fuera de nuestro foco de atención parecen borrosas y en gran medida ininteligibles.

Debido a que absorber toda la información visual del mundo a la vez abrumaría al cerebro, de manera similar a una computadora, tenemos un foco de atención selectivo. El centro de atención permite que su mente se concentre únicamente en lo que importa sin tener en cuenta lo que no es importante. Esto hace que la realidad sea más comprensible.

Si bien generalmente elegimos en qué queremos centrar nuestra atención, no siempre está bajo nuestro control y no siempre considera todo lo que nos rodea por igual. Ciertos eventos, como un fuerte destello de luz o un movimiento significativo repentino en un lugar inesperado, atraen instantáneamente la atención del foco hacia el lugar donde aparecen.

Puede parecer inconveniente que su atención se aleje de usted de inmediato, pero esto sucede con un muy buen propósito. Esta atención involuntaria cambió de inmediato para alertarnos de algo en los alrededores que podría poner en peligro la vida. En aras de la autopreservación, podemos decir que la atención visual está "sesgada" hacia la amenaza.

Si bien esta función ayuda a nuestra supervivencia, la preocupación hace que este mecanismo de detección de amenazas rápido y simple sea hipersensible, lo que hace que el foco de atención se comporte de manera dañina. En particular, se pierde cierto control sobre el centro de atención, ya que cualquier cosa que pueda verse como una amenaza, independientemente de si lo es o no, se apodera de él con demasiada facilidad. La información negativa ocupa la conciencia de uno cuando la atención de uno está enfocada únicamente en la amenaza. Imagínese lo que es para una persona muy ansiosa viajar en tren en una región metropolitana congestionada para comprender cómo la ansiedad puede transformar toda la experiencia del mundo con solo sesgar la atención.

Imagínese parado en una plataforma de tren abarrotada, mirando a la multitud de personas que esperan detrás de usted. El foco de tu atención se dirige inmediatamente a las expresiones faciales negativas, mientras que las favorables pasan desapercibidas. Como resultado, todos parecen estar molestos y las cosas parecen volverse más sombrías en general. En el viaje en tren a casa, después de que han pasado todas las paradas excepto la tuya, un hombre grande con una sudadera con capucha sentado cerca de ti mete la mano en el bolsillo de su chaqueta y capta tu atención como si buscara un arma. Afortunadamente, solo era un teléfono celular, pero te hace preguntarte qué podría haber pasado si no hubieras tenido tanta suerte. Todo el encuentro refuerza tu visión del metro como un entorno peligroso lleno de personajes sospechosos y pasajeros ansiosos.

Considere lo que sucede si este tipo de comportamiento atencional ocurre todo el tiempo. La preocupación y el miedo recorren el sistema cognitivo a medida que el sesgo de amenaza filtra lo positivo y deja entrar solo lo negativo. Como resultado, el medio ambiente se ve bajo una luz extremadamente consciente de las amenazas. Esencialmente, el mundo parece ser un lugar mucho más aterrador e infeliz para los preocupados. Esto conduce a un patrón de pensamiento negativo y un enfoque de vida pesimista que hace que su vida sea agotadora y abrumadora.

3.2 No a la preocupación patológica

"Estaba parado en mi apartamento de la ciudad de Nueva York una noche, no hace mucho, con el teléfono en la mano, continuamente 'revisando'. Verificando si se respondieron los correos electrónicos, si se leyeron los mensajes de texto o si alguien en cualquier parte del mundo publicó una foto bonita de un plato de comida.

Principalmente, estaba usando mis manos para desplazarme por la pantalla de mi teléfono sin cesar, como si fuera un tic nervioso, una estrategia para ayudarme a evitar mi preocupación".

Una mujer joven con problemas de ansiedad explica cómo lidia con su pensamiento catastrófico, pero las estrategias poco saludables la empujan aún más hacia un agujero oscuro. Entonces, analicemos cómo podemos abordar el problema de manera efectiva:

- **Conectando con la simpatía**

Anímelos a expresarse. Busque maneras de comunicarse con su adolescente. Pregunte acerca de su día y lo que han estado haciendo. Podría ser tan fácil como invitarlos a que lo ayuden con una tarea, como preparar la cena, para que puedan hablar sobre el día del otro.

Recuérdeles que siempre está disponible para ellos y que está interesado en escuchar cómo se sienten y piensan. Unos pocos comentarios alentadores pueden hacer que se sientan más cómodos compartiendo sus sentimientos contigo.

Incluso si es incómodo, es fundamental reconocer y comprender los sentimientos que experimentan las personas. Puedes responder con "Entiendo", "eso suena como una circunstancia terrible" o "eso tiene sentido" cuando se abren contigo.

Es fácil notar las cosas que hace su adolescente que usted no aprueba. Sin embargo, trata de reconocerlo y felicitarlo por algo que esté haciendo bien, incluso si es algo tan básico como cuidar de sí mismo.

Tómese el tiempo para mostrar su apoyo a ellos. Trabajen juntos para establecer nuevas rutinas y metas diarias que sean alcanzables. Puede programar las tareas domésticas en torno a las tareas escolares o establecer una meta, como hacer la tarea antes de la cena.

Dele a su adolescente suficiente tiempo y espacio para estar solo. Es un aspecto natural de crecer para requerir más espacio.

Encuentre algunas estrategias para animar y ayudar a su hijo adolescente a tomarse un descanso de las tareas escolares, las tareas domésticas u otras actividades para hacer algo que disfrute. Si su adolescente se siente frustrado, trabaje con él para pensar en algunas ideas para resolver problemas. Haga un esfuerzo por no tomar el mando y decirles qué hacer.

Trabajar en colaboración para resolver conflictos. Escuche las opiniones de su adolescente e intente resolver los conflictos de manera tranquila. Tenga en cuenta que todo el mundo experimenta estrés.

Cuando estás enojado, no debes hablar de ello. Da un paso atrás, respira hondo y relájate; puede discutirlo con su adolescente más tarde. Las luchas de poder deben evitarse a pesar de todo. Los adolescentes pueden estar luchando por mantener el control frente a un mundo incierto y con opciones restringidas. Empatiza con su necesidad de ejercer el control en

una situación estresante, por difícil que sea en el momento, en lugar de contraatacar o dominarlo.
Sea abierto y honesto con su adolescente: también puede decirle si está estresado. Mostrarles a los niños cómo lidia con los sentimientos desafiantes podría asegurarles que los suyos son normales. Tómese un tiempo para considerar cómo usted y su adolescente pueden manejar un problema cuando surja. Puede compartir estas reflexiones con su hijo adolescente para que pueda ver cómo piensa acerca de las cosas.

- **Desafiando los pensamientos ansiosos**

  Tiene que enseñarle a su adolescente a desafiar los pensamientos ansiosos. Si su adolescente sufre de ansiedad y estrés persistentes, es posible que perciba el entorno de manera que parezca más peligroso de lo que es. Por ejemplo, podría sobrestimar la probabilidad de que las cosas salgan mal, pasar inmediatamente al peor de los casos o abordar cada pensamiento nervioso como si fuera verdad. También puede dudar de su propia capacidad para enfrentar los desafíos de la vida, temiendo que te derrumbes a primera vista de la adversidad. Las distorsiones cognitivas son un tipo de cognición que incluye:

➢ No hay término medio en el pensamiento de todo o nada, que ve las cosas en categorías de blanco y negro. "Soy un completo fracaso si todo no es perfecto".

➢ Descuidar lo bueno mientras se enfoca en las desventajas. Observar el elemento que salió mal en lugar de todas las cosas buenas que sucedieron. "Me equivoqué con una pregunta en el examen". "Soy estúpido."

- La sobregeneralización se basa en un solo evento desfavorable, con la expectativa de que siempre será cierto. "No me contrataron para el puesto". "Nunca voy a conseguir un trabajo".
- Prepararse para la peor situación posible. "Nos espera algo de turbulencia, según el piloto". "¡El avión está a punto de caer!"
- Mantener una lista estricta de lo que debe y no debe hacer y castigarse si incumple alguna de las reglas. "No debería haber intentado entablar una conversación con ella". "Soy un completo imbécil".
- Creer que tus sentimientos son reflejos exactos de la realidad. "Me siento como un cabeza de chorlito". "Estoy seguro de que todos se están riendo de mí".
- Hacer juicios sobre ti mismo en base a tus errores y defectos percibidos. "Soy un perdedor; no soy interesante; merezco estar solo".

Enséñele a su adolescente a desafiar sus ideas negativas haciéndole las siguientes preguntas:

- ¿Qué prueba tienes de que el pensamiento es correcto?
- ¿Cuáles son las probabilidades de que ocurra lo que temo? ¿Cuáles son algunas posibilidades más plausibles si la posibilidad es baja?
- ¿Existe una perspectiva más optimista y realista de la situación?

- ¿Qué le diría a alguien a quien quiero que esté preocupado por este tema?

- **Respiración profunda**

  Practique la respiración profunda con su adolescente. Cuando está ansioso, su respiración se acelera y se vuelve superficial, lo que puede hacer que se sienta aún más ansioso. Cuando respira profundamente, activa el sistema nervioso parasimpático, también conocido como el sistema de descanso y digestión. Esto lo calma al contrarrestar la respuesta ansiosa de su sistema nervioso simpático.

  A través de la respiración diafragmática, puedes activar conscientemente tu sistema nervioso parasimpático. Respira profundamente enfocando tu diafragma, el principal músculo involucrado en la respiración. Esto puede ayudarte a escapar de una espiral de ansiedad:

- Coloque una mano sobre su pecho y la otra sobre su estómago mientras inhala y exhala suavemente por la nariz.
- La mano que descansa sobre su pecho no debe moverse.

  También se sugiere la respiración acompasada, que puede combinar con la respiración diafragmática. Inhala durante tres segundos, sostén durante uno, luego exhala durante unos seis segundos, asegurándote de que tu exhalación sea más larga que tu inhalación. También puedes ponerte a tierra mirando un cronómetro mientras practicas la respiración acompasada.

- **Hacer ejercicio o meditar**

  Motive a su adolescente a hacer ejercicio y meditar. Practique con ellos si necesitan compañía. El ejercicio genera endorfinas, que reducen la tensión y el estrés, aumentan la energía y mejoran la sensación de bienestar, lo que lo convierte en un tratamiento ansiolítico natural y eficaz. Aún más importante, al concentrarse en cómo se siente su cuerpo mientras camina, puede romper el ciclo de ansiedades que siempre rondan su mente. Por ejemplo, cuando camine, corra o baile, preste atención al ritmo de su respiración, a la sensación de sus pies en el suelo oa la sensación del sol o la brisa en su piel.

  La meditación funciona al redirigir tu atención de preocuparte por el futuro o concentrarte en el pasado al momento presente. Puedes romper el ciclo constante de pensamientos negativos y miedos si te involucras totalmente en el momento presente. No tienes que sentarte con las piernas cruzadas, encender velas o incienso, o cantar para hacer esto. Simplemente elija un lugar tranquilo y cómodo y descargue una de las muchas aplicaciones gratuitas o de bajo costo para teléfonos inteligentes que pueden ayudarlo en la meditación.

- **Distinguir los tipos de preocupaciones**

  Ayude a su hijo a diferenciar entre preocupaciones solucionables e irresolubles. Según la investigación, preocuparse te hace sentir menos preocupado por un corto tiempo. Repasar el problema en tus pensamientos desvía tu atención de tus sentimientos y te da la satisfacción y la realización de que estás logrando algo. Preocuparse y resolver problemas, por otro lado, son dos cosas muy diferentes.

La resolución de problemas implica evaluar una situación, idear estrategias claras para abordarla y poner el plan en acción. Preocuparse, por otro lado, casi nunca resulta en una solución. Ya no está equipado para lidiar con los peores escenarios si realmente suceden, sin importar cuántas horas pase pensando en sus problemas.

- Comience una lluvia de ideas si el problema tiene solución. Haz una lista de todas las posibles soluciones que se te ocurran. No se deje atrapar demasiado por encontrar la solución ideal. Concéntrese en las cosas que puede cambiar en lugar de los hechos o eventos que están fuera de su control. Haga un plan de acción después de haber analizado sus elecciones. Se sentirá mucho mejor una vez que haya hecho un plan y haya comenzado a trabajar en el problema.
- Acepte la incertidumbre si la preocupación no tiene solución. Si te preocupas patológicamente, aquí es donde encontrarás la mayoría de tus pensamientos nerviosos. Preocuparnos es una técnica común para que intentemos predecir lo que depara el futuro para evitar sorpresas desagradables y ejercer influencia

sobre el resultado. El tema es que no funciona. No hace que la vida sea más predecible pensar en todas las cosas que podrían salir mal. Centrarse en las peores situaciones puede impedir que aprecies las cosas buenas que tienes ahora. Para dejar de preocuparse, aborde su deseo de certeza y respuestas rápidas.

Pídale a su adolescente que reflexione sobre estas preguntas:

- ¿Cuáles son las posibilidades realistas de que ocurra algo malo?
- Pregunta a tus amigos y familiares cómo lidian con la incertidumbre en diferentes escenarios. ¿Serías capaz de hacer lo mismo?
- ¿Es factible vivir con el ligero riesgo de que algo malo suceda, dada la baja probabilidad?
- Presta atención a tus emociones. Preocuparse por la incertidumbre es un mecanismo de afrontamiento común para las personas que quieren evitar emociones desagradables. Sin embargo, al volverse más consciente de sus emociones, podría comenzar a abrazarlas, incluso si son desagradables o ilógicas.

Espero que haya desarrollado una mejor comprensión de la preocupación constante de su hijo adolescente. Pruebe las estrategias efectivas mencionadas anteriormente para su adolescente para que pueda cambiar la lente de preocupación con la que ve el mundo.

Capítulo 4: Cuando mi adolescente es socialmente inseguro

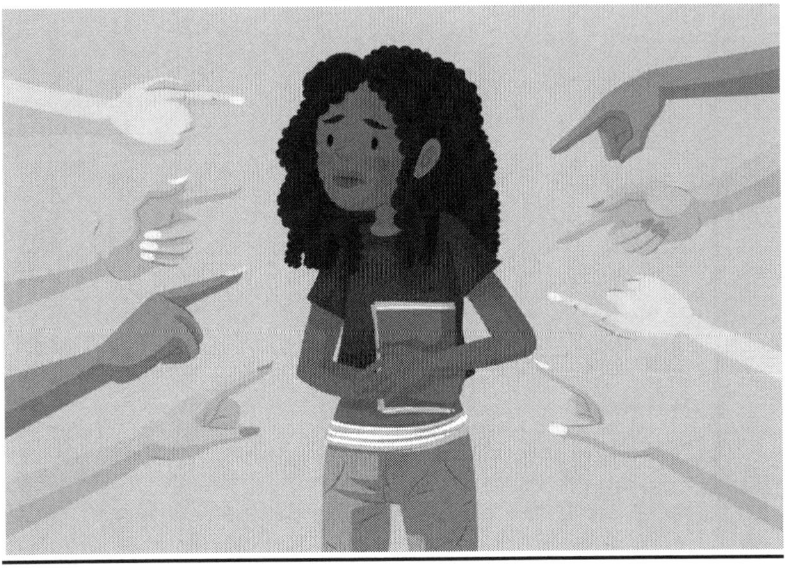

Ricky Williams es mejor recordado como el corredor ganador del Trofeo Heisman que lo tenía todo: fama, fortuna y talento. ¿Quién iba a creer que después de una brillante carrera, esta sensación del fútbol, que jugó frente a 100.000 aficionados, odiaba ir al supermercado o encontrarse con un aficionado en la calle?

"Tenía 23 años, era multimillonario y lo tenía todo", dijo Williams, "sin embargo, nunca había sido tan infeliz en mi vida porque no podía expresar cómo me sentía a mis amigos y familiares, me sentía terriblemente alienado. No podía No entiendo lo que estaba mal conmigo".

Williams se vio obligado a ser el centro de atención con enormes expectativas de desempeño. Era conocido por realizar entrevistas con el casco puesto y rehuir a la gente. Los medios a menudo lo caracterizaron como distante o incluso extraño. Ni siquiera podía conectarse con su pequeña hija, y mucho menos salir de la casa para hacer mandados. La mayoría de la gente no se dio cuenta de que con solo hablar con un reportero, un fanático, un miembro de la comunidad o incluso con su propia familia, Williams estaba tratando de abordar la raíz de su problema.

Williams finalmente descubrió que era una de las más de 15 millones de personas en los Estados Unidos que sufrían de un trastorno de ansiedad social, a menudo conocido como fobia social. Las personas que sufren de trastorno de ansiedad social están aterrorizadas de ser examinadas por otros en circunstancias sociales o de desempeño y de recibir comentarios negativos. En otras palabras, están aterrorizados de la gente. Otra luchadora de la fobia social comparte su historia:

"Odiaba las reuniones familiares e incluso lloraba cuando me cantaban 'Cumpleaños feliz'. No podría describirlo. Solo sabía que no me gustaba ser el centro de atención. Y "eso" creció conmigo a medida que creció. Cuando estaba en la escuela, que me pidieran que leyera mi trabajo en voz alta o que respondiera una pregunta me causaba una crisis nerviosa. Mi cuerpo se entumecía, me sonrojaba locamente y no podía hablar. Por la noche, pasaba horas repasando las interacciones de mi día, buscando pistas de que mis compañeros de clase sabían que algo andaba mal conmigo".

Más de un tercio de las personas con esta enfermedad tienen síntomas durante diez años o más antes de buscar tratamiento. Así que asegurémonos de que su adolescente no pase por lo mismo.

4.1 El yo alienado

Cuando tienes ansiedad social, es como tener una canción molesta y ruidosa de fondo, que te distrae de lo que deberías decir o hacer.

¿Cuál es la causa de la fobia social? En lugar de un único elemento causal, la condición es probablemente el resultado de una compleja interacción de circunstancias.

- **genes**

  Si a su adolescente se le diagnostica SAD, es probable que tenga genes particulares que predisponen a su condición. Podría tener de 2 a 6 veces más probabilidades de adquirir SAD si tiene un familiar de primer grado que lo padece.

  La "heredabilidad" del trastorno de ansiedad social se refiere al componente hereditario de la condición. Aunque las tasas de heredabilidad en la investigación varían mucho, se ha estimado que son aproximadamente del 30 al 40 %, lo que implica que nuestra genética representa aproximadamente un tercio de las causas subyacentes del TAE.

- **Inhibición del comportamiento**

  ¿Conoce a un bebé o niño pequeño que se agita cada vez que se enfrenta a un nuevo entorno o persona? ¿El niño llora, se retrae o busca el consuelo de un padre cuando se enfrenta a estas situaciones?

  La inhibición del comportamiento es el término para este tipo de comportamiento en niños pequeños y niños pequeños. Los niños que muestran moderación en el comportamiento cuando son pequeños tienen más probabilidades de tener SAD más adelante en la vida. Debido a que este temperamento se manifiesta a una edad tan temprana, ciertamente es un rasgo innato influenciado por causas biológicas.

- **Comportamiento aprendido**

  Los psicólogos han creado hipótesis sobre cómo los niños pueden desarrollar ansiedad social como resultado de su educación.

  Condicionamiento Directo:

  Estas preguntas son para ti adolescente:

➢ ¿Olvidaste tus líneas en la obra de clase debido al condicionamiento directo?

➢ ¿Era común que otros niños se burlaran de ti, o te molestaban o molestaban constantemente?

Si bien no es un desencadenante obligatorio, experimentar un incidente traumático en la niñez puede afectar el desarrollo de la ansiedad social años más tarde.

Aprendizaje mediante la observación:

¿Sabe si su adolescente fue testigo de otra persona en una circunstancia social difícil si él mismo no sufrió un incidente traumático? Para las personas que ya son propensas a la afección, esto podría tener el mismo efecto que presenciarlo de primera mano.

Transferencia de información:

Los padres temerosos y socialmente ansiosos transmiten sin darse cuenta información verbal y no verbal sobre los riesgos de las situaciones sociales a sus hijos. Si el padre del niño está constantemente preocupado por lo que otras personas piensan de él, es probable que haya desarrollado algo de la misma ansiedad.

- **Ambiente**

  Los antecedentes de su hijo también pueden influir en sus posibilidades de desarrollar SAD. Por ejemplo:

  - A su hijo no se le permitió desarrollar habilidades sociales aceptables ya que no estuvo expuesto a suficientes situaciones sociales cuando era niño.
  - Estabas rechazando, dominando, criticando o sobreprotegiendo. Los niños que no tienen un vínculo fuerte con su cuidador principal son más vulnerables porque no pueden calmarse ni tranquilizarse en situaciones estresantes.

- **Estructura cerebral y productos químicos**

  Según un estudio, cuando los fóbicos sociales hablaban en público, el flujo de sangre en sus cerebros era diferente. La investigación reveló un aumento del flujo sanguíneo en la amígdala, un componente del sistema límbico relacionado con el miedo, en personas con trastorno de ansiedad social. Además, PET (Tomografía por Emisión de Positrones), un procedimiento de máquina nuclear de aquellos sin SAD, reveló un mayor flujo de sangre a la corteza cerebral, que está relacionado con la evaluación y el pensamiento. Parece que las personas con fobia social tienen una respuesta cerebral distinta a las circunstancias sociales que las personas que no tienen este problema.

Si su adolescente tiene un trastorno de ansiedad social, es probable que algunos químicos en su cerebro llamados neurotransmisores estén desequilibrados. Su cerebro usa neurotransmisores para transferir señales de una célula a otra. Según las investigaciones, las personas con trastorno de ansiedad social tienen algunos de los mismos desequilibrios de neurotransmisores que las personas con agorafobia y trastorno de pánico. Agorafobia significa miedo extremo o irrazonable de entrar en espacios abiertos o llenos de gente, de salir de la casa o de estar en situaciones en las que es necesario escapar. difícil. Los ataques de pánico son sentimientos irracionales de miedo y preocupación que se manifiestan físicamente como un corazón acelerado, respiración acelerada y transpiración. Algunas personas desarrollan trastorno de pánico, que es una especie de trastorno de ansiedad, como resultado de su miedo a estos ataques.

Los pensamientos y las preocupaciones sobre lo que piensan los demás se magnifican en la mente de alguien con ansiedad social. En lugar de centrarse en los aspectos buenos de la vida, la persona comienza a centrarse en la vergüenza potencial. Esto hace que una situación parezca peor de lo que es en realidad, haciendo que la persona la evite. La fobia social puede afectar la vida de una persona de las siguientes maneras:

- Sentirse triste o solo porque su hijo adolescente perdió oportunidades agradables y compañía. Es posible que alguien con fobia social no pueda hablar con amigos en el comedor, unirse a un grupo después de la escuela, hacer amigos o asistir a reuniones.
- Puede perderse la educación. Es posible que una persona con ansiedad social no pueda responder en clase, leer en voz alta o hacer una presentación. Alguien que tiene fobia social puede estar demasiado asustado para plantear una pregunta en clase o pedir ayuda a un maestro.
- Pierden oportunidades de mostrar sus talentos y aprender nuevas habilidades. Alguien que sufre de ansiedad social puede evitar hacer una audición para la obra de teatro de la escuela, participar en un concurso de talentos, probarse para un equipo o participar en un proyecto de servicio. Las personas con fobia social tienen menos probabilidades de participar en nuevas actividades. También les impide

cometer errores que ayudan a las personas a aprender.

- Afectará la forma en que piensa acerca de sí mismo. Según la investigación, el SAD se ha relacionado con una mayor autocrítica y baja autoestima. Las personas que padecen TAE tienen una actitud negativa hacia sí mismas. Esta forma de pensar probablemente esté presente en cada parte de su vida. Estos serán probablemente sus pensamientos:
  "Me veo ridículo"
  "Voy a parecer estúpido".
  "Todo el mundo me está mirando".
  "No puedo controlar mi ansiedad".
  Y la lista sigue y sigue ...
  Ideas negativas como esta afectan cómo se siente acerca de sí mismo y, como resultado, las decisiones que toma por sí mismo.
- Afectará la forma en que piensa acerca de los demás. ¿Cómo influye en tus percepciones de los demás cuando los ves bajo una luz temerosa? Probablemente reacciona ante los extraños con miedo y alienación en lugar de verlos como amigos potenciales.
  Lamentablemente, la forma en que ves a las personas puede afectar la forma en que te tratan; los extraños te evitarán si les tienes miedo. Los amigos se distanciarán gradualmente si permaneces en guardia con ellos. Si piensa que cada extraño que conoce es crítico, desinteresado y hostil, su lenguaje corporal lo reflejará. Las personas que conoces pronto se

convierten exactamente en quienes imaginabas que eran, pero solo para ti.

- Afectará su forma de pensar sobre el mundo. Los pacientes con SAD tienden a limitar sus oportunidades. Esta limitación puede estar relacionada con el hogar (puede salir de casa con frecuencia), con los amigos (puede elegir tener pocos o ningún amigo), en el trabajo (puede elegir un trabajo que le permita evitar situaciones sociales o de desempeño), etc. .

Lo hace porque lo hace sentir más seguro. Pero, ¿cuánto cuesta esta limitación? Ayude a su adolescente a darse cuenta de:

"Un día, cuando solo le quedan unos pocos días de vida, es posible que se despierte y se pregunte por qué no se arriesgó más. En la ciudad de Nueva York, se instaló una pizarra para que los transeúntes escribieran su peor arrepentimiento en vida. Las cosas que no se hicieron, se dijeron, o se intentaron, surgieron como un motivo recurrente. Todavía estás a tiempo, y aún tienes una oportunidad".

Avancemos hacia la solución del problema.

4.2 Lidiando con la Ansiedad Social

Imagínese que está en una tienda de comestibles llena de gente con su hijo adolescente, buscando un artículo que parece que no encuentra. Es el final del día, y estás exhausto. Todo lo que quiere hacer ahora es hacer sus compras y volver a casa para preparar la cena. Le pide a su adolescente que llame a un empleado de la tienda para ubicar el último artículo en su lista de compras para que pueda llegar a casa. Su adolescente se fija en el cajero, que parece tener su edad, si no un poco más.

El empleado de la tienda le resulta familiar a su hijo adolescente, como si fueran juntos a la escuela secundaria. Su adolescente se adormece por completo, se pone rojo y le tiemblan las manos. No tienes tiempo para esto, pones los ojos en blanco y dices: "¿Hablas en serio?". antes de acercarse al empleado de la tienda usted mismo. Su adolescente respira superficialmente, baja la cabeza y se aleja.

Su primera reacción al ver a su adolescente congelarse fue irritarse y no pudo responder de manera efectiva, lo que probablemente empeore la situación. Entonces, analicemos algunas estrategias saludables cuando se trata de lidiar con su adolescente socialmente inseguro:

Enseñar reencuadre cognitivo

La reestructuración cognitiva es una técnica beneficiosa para detectar y analizar el pensamiento problemático y desafiar y cambiar los pensamientos automáticos. La distorsión cognitiva se refiere a los pensamientos negativos.

Las distorsiones cognitivas generalmente son descartadas después de unos minutos por la persona promedio. Sin embargo, si su adolescente tiene un trastorno mental como SAD, puede resultarle difícil dejar de lado estas creencias. En estas situaciones, la reestructuración cognitiva puede ayudarlo a reducir la frecuencia y el impacto de los pensamientos negativos. La reestructuración cognitiva se basa en la premisa de que puedes cambiar tus ideas automáticas y cambiar tus emociones y comportamientos. Puede pedirle a su adolescente que practique lo siguiente:

- El primer paso es anotar en un diario tus pensamientos negativos y la situación que los generó. Compruebe si existen tendencias. Puede descubrir que está bien en situaciones profesionales con compañeros de trabajo familiares, pero se siente incómodo en situaciones sociales como fiestas cuando no conoce a nadie. Puede que tengas miedo de hablar en público, pero no de mezclarte con extraños.
- A continuación, debe averiguar qué elementos de su pensamiento podría estar malinterpretando. El pensamiento en blanco y negro, o patrones de pensamiento absolutos, es una distorsión común que encuentran las personas con SAD. "Nunca sé cómo interactuar en eventos sociales", por ejemplo, sobregeneralización, descalificación de lo positivo, personalización y etiquetado.
- Luego averigüe si sus creencias son correctas y qué evidencia las respalda. Hacerse las siguientes preguntas puede ser beneficioso:

  ¿Es correcta mi evaluación de la situación?

  ¿Mis ideas se basan en hechos o sentimientos?

  ¿Qué evidencia tengo para respaldar mi reclamo?

  ¿Es posible que esté malinterpretando la evidencia?

¿Es posible que esté subestimando mis habilidades para lidiar con esta situación?
¿Qué podría salir mal si mi evaluación del escenario es correcta?
¿Qué pasos puedo tomar para hacer una diferencia en esta situación?
¿Es posible que esté viendo este escenario en blanco y negro cuando en realidad es más complicado?

- El último paso es usar afirmaciones precisas y positivas para reemplazar cada una de sus creencias negativas iniciales. En esta situación, puede decir: "A veces me sorprendo y sé qué decir" en lugar de "Nunca sé qué decir en los eventos sociales".

Ayuda a practicar técnicas de relajación

Cuando los adolescentes están nerviosos o abrumados, deben adquirir varias técnicas para ayudarlos a sobrellevar la situación. Cuando están luchando con síntomas agudos de ansiedad física, es muy difícil aplicar habilidades de afrontamiento adaptativas. Por lo tanto, el primer paso es trabajar en calmar la respuesta ansiosa.

Las imágenes guiadas le permiten a su hijo emprender un relajante viaje mental durante la respiración profunda. Para ayudar a su hija a encontrar su esencia, cuente una pequeña historia con voz tranquila y uniforme.

Los niños ansiosos contraen sus músculos cuando están estresados. Por lo tanto, la relajación muscular progresiva es beneficiosa. Comenzando por las manos y los brazos, enséñele a su hija a relajar los músculos y liberar la tensión. Cierra el puño y apriétalo durante cinco segundos antes de soltarlo lentamente. Después de eso, continúa con los brazos, el cuello y los hombros, así como con los pies y las piernas.

Enseñanza de habilidades para resolver problemas

Los adolescentes que sufren problemas de ansiedad social son maestros en la evasión. Hacen todo lo posible para evitar las circunstancias que les causan más ansiedad. Esta puede parecer la forma más fácil de hacerlo, pero en realidad podría exacerbar la ansiedad social con el tiempo.

Desarrolle habilidades de resolución de problemas en su hijo para ayudarlo a superar los sentimientos de temor y preocupación. Supongamos que un joven tiene miedo de hablar en público. En ese caso, puede aprender a ensayar frente a un espejo varias veces en casa, pedirle a alguien que la grabe en video y verlo de nuevo, buscar una cara amigable en la audiencia y hacer contacto visual, y utilizar la respiración profunda para calmar las sensaciones de ansiedad. Ayude a su hijo a identificar sus factores desencadenantes y haga una lluvia de ideas sobre posibles formas de resolver problemas para abordarlos.

Ayude a evitar estrategias de afrontamiento negativas

Los estados emocionales y mentales negativos que acompañan a la ansiedad social pueden dar lugar a

síntomas fisiológicos que exacerban la ansiedad y aíslan aún más a la persona. Una persona me dijo que su ansiedad social solía causarle no solo "síntomas 'internos' como temblores en la voz y niebla mental que me impide pensar con claridad", sino también "sensaciones físicas como malestar estomacal, pérdida de apetito, sudoración". manos y rigidez muscular".
Cuando se enfrentan a una circunstancia social no deseada, como una reunión en el lugar de trabajo, muchas personas recurren a mecanismos de afrontamiento negativos, como beber alcohol, consumir drogas o autolesionarse, para aliviar sus síntomas de ansiedad social. Según un estudio anterior, el consumo excesivo de alcohol se ha relacionado con estados de ánimo negativos, mayor ansiedad y otros síntomas relacionados, como hábitos de sueño alterados.
Según la investigación, alrededor del 20% de las personas que tienen ansiedad social también tienen un problema con el consumo de alcohol. Se ha encontrado que estos hallazgos se aplican a adultos y adolescentes con ansiedad social en estudios.

Ayuda a enfrentar los miedos

Aunque puede ser tentador sobreproteger a su hijo adolescente, es fundamental ofrecerle experiencias que le ayuden a desarrollar su confianza y no permitirle evitar circunstancias que le provoquen ansiedad. La exposición gradual a nuevos eventos sociales la ayudará a desarrollar habilidades sociales y aumentará la confianza en sí misma. Esto inevitablemente requerirá que se esfuerce más allá de su zona de confort, pero esto debe hacerse con cautela. Esto puede ser guiado por un terapeuta, y su compromiso como padre es crucial.

En un estudio de 2017, 182 adultos jóvenes usuarios de teléfonos inteligentes reconocieron ser adictos a la tecnología y también demostraron probables marcadores de ansiedad social, como aislamiento y baja autoestima.

Nuestros teléfonos inteligentes se han transformado en una herramienta que brinda satisfacción rápida e instantánea, lo cual es bastante estimulante. Además, esconderse detrás de un teléfono inteligente simplemente servirá para evitar lidiar con el problema de la ansiedad social. Aunque al principio pueda parecer contradictorio e incluso aterrador, es mucho mejor enfrentar la ansiedad social de frente exponiéndose gradualmente a circunstancias sociales más difíciles.

Si tiene una adolescente más joven, asegúrese de que tenga la oportunidad de hablar por sí misma en circunstancias como pedir comida en un restaurante o solicitar entradas para el cine. Cuando su adolescente se enfrente a una escena social que él o ella tema, asegúrese de elogiarlo y recompensarlo.

- **Enseñar asertividad**

Muchas personas con fobia social carecen de asertividad. Al comunicar sus demandas de una manera calmada y relajada mientras respeta las necesidades de los demás, su adolescente puede practicar para volverse más asertivo. Esto generalmente toma la forma de comentarios en "yo" como "Me siento herido cuando no contestas mis llamadas telefónicas". Aprender a decir no es un elemento vital para ser asertivo, y es una habilidad de la que carecen la mayoría de las personas con ansiedad social.

La comunicación no verbal, además de lo que dices, puede ser pasiva, asertiva o agresiva. Vea si puede encontrar la diferencia en cada uno de los siguientes pasajes.

"Jane permanece en silencio, con la esperanza de que todos se den cuenta de lo que quiere. Habla despacio y con voz débil, y se da por vencida fácilmente. Tiene la costumbre de mirar hacia abajo o hacia otro lado, tiene malas posturas y la cabeza gacha. Se inquieta. mucho y está de acuerdo con todo lo que se le dice".

"Julie escucha atentamente lo que se dice a su alrededor, habla con claridad y calma, mantiene un buen contacto visual y se mantiene erguida. Muestra interés y busca la justicia en todas las circunstancias".

"Jack es sarcástico y parece ser un experto. Lo impulsan a tener éxito a toda costa, habla agresivamente y mira a la gente. Por lo general, sus pies están separados y sus manos en las caderas cuando está de pie. También disfruta apuntando con su dedo y moviéndose rápidamente".

El objetivo de su adolescente debe ser imitar el segundo estilo de Julie, que se caracteriza por un comportamiento asertivo.

- **enfatizar la amabilidad**

  Una investigación de 2015 de 115 estudiantes universitarios con ansiedad social mostró que realizar pequeños actos de bondad durante cuatro semanas redujo la tendencia a evitar situaciones sociales.

  Aunque la conexión entre la compasión y la ansiedad social puede no ser obvia al principio, tiene sentido cuando lo piensas. El miedo al rechazo o la desaprobación es una fuente común de ansiedad social. Sin embargo, si recientemente ha hecho algo considerado y amable, como entregarle a un compañero de trabajo enfermo su plato favorito u ofrecerse a recoger el pedido de comestibles de su vecino, es mucho más probable que la persona a la que ayudó tenga pensamientos favorables hacia usted que negativos.

  Ganar esta aceptación de forma regular le ayudará a reducir su ansiedad social, por lo que puede encontrar que hablar con los demás se vuelve más fácil con el tiempo.

- **Evite el trato especial**

  Trate a su adolescente de la misma manera que lo haría con cualquier otro niño y mantenga las mismas expectativas, aunque es posible que deba ser más flexible en ocasiones. Encuentre actividades en las que se destaque para que pueda ganar confianza y pídale ayuda en la casa para que sienta que está contribuyendo a la familia.

- **Prepare a su adolescente**
  La ansiedad roba la capacidad de su adolescente para pensar con claridad y resolver problemas, independientemente de sus ansiedades específicas. Si su adolescente no confía en su capacidad para acercarse a un empleador potencial o responder preguntas en una entrevista, por ejemplo, su nerviosismo solo aumentará una vez que se encuentre en ese escenario, lo que reducirá sus posibilidades de éxito. Ayúdelos a prepararse para la entrevista, resolver problemas y practicar. Determine qué áreas son las más desafiantes para ellos, discuta varios resultados e interprete situaciones sociales difíciles. Los adolescentes luchan con qué esperar o qué se esperará de ellos porque sus cerebros aún están madurando. Su reacción de ansiedad puede verse exacerbada por su temor a lo desconocido.
- **Modele un comportamiento tranquilo**
  Nuestros cuerpos absorben la energía de los que nos rodean, y el reflejo es un componente natural de la conectividad humana. Esto es especialmente cierto para aquellos en nuestra familia que son los más afectados por nuestro estado de ánimo. Es fundamental que nosotros, como padres, mantengamos la calma, ya que nuestra propia tensión

y enfado alimentarán la ansiedad de nuestro hijo adolescente. Esto es lo que me gusta llamar "poseer el ambiente en la casa". Las técnicas de respiración, relajación y atención plena pueden ayudar a calmar el sistema nervioso. Una vez que se haya acostumbrado, puede animar a su hijo adolescente a hacer lo mismo.

Estas son algunas estrategias prácticas que nuestros adolescentes pueden usar para escapar de la prisión de la fobia social y experimentar la vida en su verdadero significado.

Capítulo 5: Cuando mi hijo adolescente es un perfeccionista

He pasado años hablando con los padres sobre la preocupación y la ansiedad sin precedentes de sus hijos. Según estudios destacados de estudiantes universitarios, más de la mitad de ellos informaron sentirse "quemados por todo lo que tenía que hacer". Los padres con frecuencia cierran nuestras sesiones con un deseo lamentable: "Solo quiero que ella sea feliz", dicen, "pero se carga demasiado".

Hacemos este comentario como padres con la mejor de las intenciones. Queremos mostrar a nuestros jóvenes que no tienen que ser perfectos para ser amados. Queremos asegurarles que los amaremos pase lo que pase. Sin embargo, la redacción de la declaración, "sobre ella misma", culpa por completo del sufrimiento de nuestros niños a sus hombros y no a una cultura que está avivando las llamas de su ansiedad. Pone la carga del cambio sobre los niños; parece que estamos diciendo, simplemente relájate, ¡y todo estará bien! - Y nos absuelve al resto de nosotros, incluso si, sin saberlo, podemos exacerbar su angustia.

Puede que lo estemos empeorando. Según un estudio reciente, "El perfeccionismo está aumentando con el tiempo". Los jóvenes están bajo más presión que nunca por parte de otros, incluidos sus padres. Según los psicólogos, el perfeccionismo enfermizo se ha incrementado entre los jóvenes, con un mayor crecimiento evidente entre aquellos que se sienten impulsados por las expectativas de los demás. Según la investigación, el perfeccionismo es una combinación de estándares personales extremadamente altos ("Tengo que sobresalir en todo lo que hago") y una autocrítica extrema ("Si fracaso, soy un completo fracaso"). El perfeccionismo en sus peores manifestaciones puede conducir a trastornos alimentarios, presión arterial alta, depresión y pensamientos suicidas.

Exploremos cómo se siente el perfeccionismo.

Después de recibir una A-menos en su boleta de calificaciones de la primera letra, Hailey Magee, una entrenadora de recuperación de la codependencia, corrió a casa desde la escuela en quinto grado, angustiada y llorando. Había aprendido de niña que ser una gran triunfadora le otorgaba la aceptación y el amor de su familia y maestros. Ese A-menos le pareció un fracaso a Magee.

"Estaba completamente destrozada", admitió. "Sentí que mi autoestima se había desplomado muy por debajo de lo que hubiera sido si hubiera recibido una A o una A-plus en ese momento".

El uso que hace Magee de una mala calificación para demostrar su valía es una ilustración de libro de texto de una tendencia actual: el comportamiento perfeccionista. Paul Hewitt, psicólogo clínico y profesor, recuerda a un joven estudiante universitario brillante que acudió a él, extremadamente obsesionado con obtener una A+ en uno de esos cursos ridículamente difíciles diseñados para separar a las personas que no se toman en serio una especialización. El niño afirmó que estaba teniendo pensamientos suicidas al final del semestre. "Obtuve una A+, pero todo lo que hizo fue mostrarme que si fuera realmente inteligente, no habría tenido que trabajar tan duro para lograrlo", explicó.

El perfeccionismo es un rasgo amplio de la personalidad caracterizado por una actitud autocrítica hacia uno mismo. Establecer estándares altos y luchar por la excelencia son cualidades admirables, pero el perfeccionismo no es saludable ya que está alimentado por la creencia de una persona de que es defectuosa perpetuamente. Ser perfecto es una forma en que se esfuerzan por rectificar esto. Profundicemos más en este fenómeno.

5.1 El veneno perfecto

El perfeccionismo, antes un problema que afectaba solo a unas pocas personas, ahora es una epidemia cultural en crecimiento, impulsada por la paternidad moderna, las redes sociales y una economía cada vez más competitiva, según una investigación. Las opiniones perfeccionistas ponen en marcha un círculo vicioso. Para empezar, los perfeccionistas establecen expectativas inalcanzables. En segundo lugar, no logran estos objetivos porque son imposibles de lograr en primer lugar. En tercer lugar, la presión continua para lograr la perfección y la inevitabilidad del fracaso crónico, menor productividad y eficacia. Cuarto, los perfeccionistas se vuelven autocríticos y autoculpables como resultado de este ciclo, lo que resulta en una baja autoestima. La ansiedad y la desesperación son posibles efectos secundarios. Los perfeccionistas ahora pueden abandonar sus objetivos por completo y establecer otros nuevos, creyendo que "esta vez, si solo me esfuerzo más,

Estos son algunos ejemplos de perfeccionismo:

- Pasar 30 minutos redactando y editando un correo electrónico de dos oraciones.
- Es difícil sentirse feliz por las personas que son prósperas.

- Creer que perder dos puntos en un examen es una señal de fracaso.
- Compararse uno mismo de manera desfavorable y poco realista con los logros de los demás o sujetarse a los estándares de los logros de los demás.
- Poner más énfasis en el producto final que en el proceso de aprendizaje.
- Considerar inútil esforzarse hasta alcanzar la perfección y justificar faltar a clase o evitar una tarea.
- Miedo a ser juzgado como menos que ideal al jugar un juego o probar un nuevo pasatiempo con amigos.

Necesidad de perfeccionismo

El perfeccionismo tóxico parece ser especialmente frecuente entre los jóvenes. Según las estimaciones actuales, alrededor del 30 % de los estudiantes universitarios sufren síntomas de depresión y el perfeccionismo se ha relacionado con estos síntomas. Según los científicos, se cree que el perfeccionismo en los jóvenes se debe a varias variables:

- **Presión Académica**

  Los niños pueden estar preocupados de que un GPA bajo o malos resultados en las pruebas puedan poner en peligro sus posibilidades de ingresar a una buena universidad. Otros luchan por la perfección para recibir becas. Las demandas académicas pueden hacer que los niños sientan que necesitan ser perfectos para tener éxito en la vida.

- **deseo de complacer**

Algunos niños buscan atención y afecto demostrando su capacidad de ser perfectos en todos los aspectos. Podría estar motivado por un deseo de aliviar el estrés de los padres, o podría ser la única forma en que un niño puede llamar la atención.

- **Factores biológicos**

  Según la investigación, el perfeccionismo se ha relacionado con algunas condiciones mentales, como el trastorno obsesivo-compulsivo y los trastornos alimentarios. Esto lleva a los científicos a suponer que el perfeccionismo puede tener un componente biológico.

- **Baja autoestima**

  Los niños que no están contentos consigo mismos pueden creer que son tan buenos como sus logros. Los perfeccionistas, sin embargo, son propensos a centrarse en sus defectos y restar importancia a sus triunfos, evitando que se sientan lo suficientemente bien.

- **Éxito y Fracaso Sensacionalismo**

  Los medios de comunicación presentan con frecuencia a las personas como ideales, desde los deportistas de élite hasta la estrella del pop actual. Al mismo tiempo, otros informes noticiosos dan mucha importancia a cómo un error convirtió a alguien en un fracaso total. Estas historias en los medios pueden persuadir a los jóvenes de que deben ser perfectos en todo lo que hacen.

- **Influencia de los padres**

Los aplausos por ser el niño más inteligente de la clase o por acertar todos los aterrizajes en la gimnasia pueden hacer que su hijo sienta que los errores son malos. Pueden creer que deben tener éxito a toda costa.

- **Padres perfeccionistas:**

  Los padres que son perfeccionistas tienen más probabilidades de criar hijos perfeccionistas. Esta podría ser una característica aprendida si un niño ve el esfuerzo de los padres por la perfección, o podría ser un rasgo heredado.

- **Trauma**

  Los niños pueden sentirse no deseados o que no serían aceptados a menos que sean perfectos como resultado de experiencias traumáticas.

  El perfeccionismo y la ansiedad tienen una relación enredada. La búsqueda de la perfección se convierte en una forma desadaptativa de hacer frente a la miseria de la ansiedad, y el perfeccionismo en sí mismo alimenta la ansiedad al establecer estándares altos que la ansiedad puede prohibirle la reunión.

  A pesar de haber dedicado una cantidad significativa de tiempo y energía, los perfeccionistas suelen decir: "Es difícil para mí reconocer cuándo necesito parar". Luego viene la fatiga y el agotamiento, o un ser querido que les suplica que renuncien. Su 'termómetro interno' para determinar cuándo detenerse no está calibrado correctamente. Con frecuencia se exageran los peligros de equivocarse o tener fallas, lo que lleva a una ansiedad de mala adaptación. Este miedo entonces sirve como una señal para trabajar intensamente, y la gente solo se detiene cuando la señal es ahogada por el cansancio mental o físico".

Una víctima del perfeccionismo creció pensando: "Para mejorar la situación de mi vida, no solo tengo que prosperar en la escuela, sino que también tengo que ser perfecto". Vivía en un hogar asolado por la pobreza con una madre que sufría de esquizofrenia. Se esforzó desesperadamente por lograr logros académicos para compensar sus debilidades percibidas debido a la pobreza de su familia y la inestabilidad mental de su madre. Al mismo tiempo, una parte de ella pensó que si ella era perfecta, su madre se curaría.

Ella explica cómo el perfeccionismo se desarrolla como una técnica de afrontamiento desadaptativa frente a la ansiedad paralizante. Su articulación del perfeccionismo que promueve un pensamiento mágico sobre el bienestar de los demás y le da una ilusión de control es quizás el aspecto más interesante de su descripción. Para muchos, este es el epicentro del perfeccionismo. Irónicamente, según los datos publicados en un artículo de Harvard Business Review en diciembre de 2018, "los perfeccionistas no se desempeñan mejor ni peor que los no perfeccionistas". Sin embargo, el perfeccionismo afecta gravemente la salud mental y física de nuestros adolescentes:

- **Baja autoestima**

  El concepto de sí mismo de un perfeccionista está vinculado a un desempeño impecable. Cuando un perfeccionista falla, no solo se siente decepcionado con su desempeño, sino que se avergüenza de quién es como individuo. Los perfeccionistas temen que, si cometen un error, los demás les pierdan el respeto o piensen negativamente de ellos. Creen que su autoestima depende de su desempeño impecable.

- **Excesivamente Crítico**

  Los perfeccionistas frecuentemente tienen una dura conversación interna en la que su "crítico interno" les dice que a pesar de lo que hacen o de lo mucho que luchan; no son lo suficientemente buenos. Cuando su hijo no cumple con sus propias altas expectativas, puede notar que reacciona exageradamente a los desafíos o siente una cantidad excesiva de culpa, humillación o rabia. La conversación interna que tiene un adolescente es fundamental para su autoestima y resiliencia.

- **Tener miedo de tomar riesgos**

  El miedo al fracaso desalienta a los perfeccionistas de probar cosas nuevas. Debes aprender de tus errores para ser un ser humano saludable y exitoso y aprender de tus defectos. Debe sentirse cómodo cometiendo errores. Los perfeccionistas, por otro lado, no lo son. Evitan cometer errores manteniéndose en trabajos que les son familiares o evitando problemas. Desafortunadamente, evitar riesgos nos impide ser creativos, descubrir nuevas ideas o pasatiempos, aprender nuevas habilidades o formar nuestra propia identidad.

- **Dilación**

  Muchos perfeccionistas tienen reservas sobre su capacidad para completar tareas. Algunos de ellos nunca comienzan una tarea porque tienen miedo de no realizarla a la perfección, mientras que otros nunca terminan una tarea porque no creen que su trabajo sea "suficientemente bueno".

- **Pobre salud**

  Según la investigación, las inclinaciones perfeccionistas se han relacionado con trastornos de salud mental como la tristeza, la ansiedad y el estrés. Las autolesiones, la ansiedad social, los trastornos alimentarios, el trastorno obsesivo-compulsivo, el acaparamiento, el insomnio, la presión arterial alta, los dolores de cabeza crónicos y el suicidio se han asociado con el perfeccionismo.

- **Incapacidad para aprender**

  Cometer errores es un aspecto integral del aprendizaje y el progreso. Para alcanzar el éxito, debemos cometer errores. Los perfeccionistas en realidad pueden hacer que sea más difícil para ellos lograr sus elevados objetivos al evitar los errores a toda costa. No aprenden las lecciones que necesitan para mejorar su éxito futuro.

El perfeccionismo alimenta la ansiedad y el estrés en los adolescentes, así que aprendamos cómo podemos manejarlo en nuestros adolescentes.

5.2 Escapar del perfeccionismo

Hace poco participé en una sesión de fotos. Los preparativos tomaron mucho tiempo. Necesitábamos arreglarnos el cabello y maquillarnos. Compramos los conjuntos y nos los probamos, incluso hasta las joyas. Compré una suculenta en maceta para el primer plano, flores, libros y mucho más para el fondo.

Me encantaron las pruebas fotográficas, pero en mi opinión aún tenían fallas. En el fondo, había una bolsa de plástico y una sombra en un rostro. ¡Gracias a Dios por Photoshop!

¿O es ese el caso? Considere las imágenes más antiguas que tenga. Probablemente sean los blancos y negros de tus abuelos. En su mayoría están torcidos y los sujetos rara vez sonríen. Ahora tenemos los medios para hacer que una fotografía parezca perfecta, y nuestra sociedad hace pleno uso de ellos para eliminar cualquier "imperfección" percibida. ¡No sorprende que nuestros hijos estén bajo una presión cada vez mayor para ser perfectos en cada aspecto de la vida! ¿Cómo podemos cambiar la perspectiva?

- **Enseñar a aceptar lo incontrolable**

Algunas personas dudan en aceptar una dura realidad en la vida. No puedes influir en todos los eventos que ocurren en tu vida. Microgestionan, se niegan a distribuir deberes e intentan alterar a otros.

Creen que si pueden obtener suficiente control sobre otras personas y las situaciones en las que se encuentran, no sucederán cosas terribles.

Otros son conscientes de que no pueden evitar que sucedan cosas desagradables, pero sin embargo se preocupan por ellas. Están preocupados por una variedad de temas, que van desde calamidades naturales hasta enfermedades letales. Sus ansiedades los mantienen ocupados, pero están desperdiciando su tiempo y energía ya que preocuparse es ineficaz.

Concentrarnos en lo que no podemos controlar desvía nuestra atención y energía de lo que sí podemos. Y ahí radica el problema. Centrarse en lo que no podemos cambiar nos hace menos productivos y puede conducir a los mismos resultados que tememos. Cuanta más energía y tiempo dedicamos a las cosas que no podemos cambiar, menos tiempo y energía dedicamos a las cosas que podemos cambiar.

Se requiere disciplina para enfocarnos en lo que podemos manejar. Es más un hábito en lugar de ser un evento "único, hecho para todos". Flotando en un estado de pasividad desesperada, preocupándonos por todas las variables y resultados más allá de nuestro control. Incluso cuando nos sentimos vulnerables e inseguros, se necesita disciplina para seguir avanzando paso a paso.

Si su adolescente está luchando con la incertidumbre, comparta las siguientes preguntas para averiguar dónde tiene control, dónde no y cómo concentrarse en lo que cuenta.

- Considere un problema en su vida que aún no ha sido resuelto. Haz una explicación concisa de los hechos y por qué sientes que la situación sigue sin resolverse.
- En este caso, ¿sobre qué tienes control? Hacer una lista.
- En este caso, ¿qué no puedes controlar? Hacer una lista.
- Siendo completamente honesto contigo mismo, ¿en cuál de los elementos anteriores estás enfocando actualmente la mayor parte de tu energía y atención?
- ¿Cómo puedes concentrarte más en las áreas sobre las que tienes mayor control? ¿Qué implicaría eso?

No nos preocupamos tanto por lo que no podemos controlar cuando nos concentramos en lo que podemos.

- **Elogio de los esfuerzos de su hijo adolescente**

Elogie a su adolescente por el esfuerzo que pone en lugar de los resultados que logra. En lugar de elogiar a su hijo por lograr una puntuación perfecta en un examen de matemáticas, felicítelo por estudiar con diligencia. Elogie a su adolescente cada vez que lo vea ser un buen amigo o tratar a los demás con amabilidad. Cuando el énfasis está en el logro, los jóvenes se vuelven temerosos de cometer errores. Considere esto: si a un adolescente solo se le felicita cuando hace algo con éxito y no cuando no lo hace, creerá que solo es realmente valioso cuando haya logrado una meta o se haya ganado el favor de los demás. Dígale algo a su hijo adolescente como 'Trabajaste muy duro en eso'. Admiro el trabajo que haces".

- **Domar el yo crítico de su adolescente**

  Anime a su hijo a practicar la autocompasión en lugar de la autocrítica. Cuando su adolescente se regañe a sí mismo por cometer un error, pregúntele cómo trataría a un amigo en una posición similar y qué le diría. Además, cuando cometas un error, modela tratándote con amor. Por ejemplo, "Olvidé ir al banco hoy antes de que cerraran. Está bien. Iré mañana" o "No estaba prestando atención a la estufa y quemé la cena. Encontraré algo más para comer para nosotros". , y le prestaré más atención cuando lo esté preparando".

  Hágale preguntas a su adolescente. Cuando escuche a su hijo criticarse a sí mismo, hágale preguntas que lo ayudarán a ver la evidencia que contradice sus declaraciones negativas y establecer una perspectiva más equilibrada. Pregunte: "¿Cómo sabes que nunca formarás parte del equipo de fútbol?" si su hijo adolescente responde: "Sé que nunca formaré parte del equipo de fútbol". Luego, si hay alguna prueba positiva que contradiga su afirmación, recuérdaselo. Pregúnteles a qué le temen si sus emociones parecen estar fuera de control. Cuando damos a nuestros miedos la forma de palabras, a menudo encontramos que son ridículos.

  Anime a su hijo adolescente a llevar un cuaderno.

Sugerencia: Pídale a su adolescente que escriba algo que su crítico interno le está diciendo, luego busque evidencia objetivamente, como si fuera un abogado. Deben anotar todo lo que demuestre que la opinión de su crítico interno es precisa en una columna y todo lo que demuestre que la afirmación es falsa en la otra. Esta actividad suele proporcionarles una visión más equilibrada y objetiva de la realidad.

- **Fallos en el modelado de roles**

  Antes de convertirse en presidente de los Estados Unidos, Abraham Lincoln perdió siete elecciones. La historia tiene innumerables historias de personas que fracasaron numerosas veces antes de finalmente tener éxito. Si su hijo adolescente adora a cierto atleta, hombre de negocios, abogado, cantante u otra figura conocida, investigue su biografía para poder explicarle cómo su ídolo superó la adversidad.

  Además, cree oportunidades para que su hijo lo vea cometiendo errores en situaciones clave. Luego haga una conversación sobre cómo superar los fracasos inevitables de la vida. Ya sea que se trate de un problema profesional o de relación, todos enfrentamos contratiempos y decepciones, pero a menudo queremos proteger a nuestros hijos de ellos. Si cree que está presionando demasiado a su hijo para que se desempeñe, el ejemplo a seguir es especialmente vital.

- **Cómo ayudar a su adolescente a desafiar la procrastinación**

Los jóvenes y adolescentes perfeccionistas frecuentemente posponen las cosas para hacer frente a su miedo a cometer errores. Anime a su hijo a emprender lo siguiente para ayudarlo a superar la procrastinación.

- **Hacer horarios realistas:**Divida las actividades principales en pasos manejables para ayudar a su hijo. Escriba el objetivo o la fecha límite en un gráfico o calendario y avance hacia atrás, estableciendo miniobjetivos a lo largo del camino. Incluya incentivos para completar estos pasos. Anímelo a planificar con anticipación cuánto tiempo dedicará a cada tarea. ¡Recuerde que el propósito es terminar la tarea, no perfeccionarla!
- **Priorización de tareas**

  Los perfeccionistas tienen dificultades para determinar dónde concentrar su tiempo y esfuerzo. Anime a su hijo a priorizar determinando qué actividades requieren más energía y cuáles no. Enséñele a su hijo a no trabajar demasiado.
- **Cultivando el Equilibrio**

  Debido a que es difícil ser muy bueno en muchas cosas, los perfeccionistas tienden a tener vidas pequeñas. El objetivo debe ser poner el menor esfuerzo posible para hacer un trabajo "suficientemente bueno". Significa que tendrá más tiempo para pasar con amigos, así como otros intereses y pasatiempos, ¡todos los cuales son vitales!
- **Enfatizar los altos estándares sobre la perfección**

Evitar el perfeccionismo no significa que su hijo deba preferir estándares bajos para sí mismo. Anime a su hijo a luchar por la grandeza y establecer metas altas para sí mismo, pero no le dé prioridad a la perfección. La mayoría de las personas exitosas se mantienen en estándares extremadamente altos. Están felices porque los términos "excelencia" y "perfeccionismo" no son intercambiables.

Disfrutar y sentirse bien con lo que está haciendo y aumentar la confianza son todos aspectos de la excelencia. El perfeccionismo, por otro lado, hace que siempre encuentres fallas en tu trabajo, sin importar cuán bueno seas. Si bien la búsqueda de la excelencia puede ser inspiradora, la búsqueda de la perfección puede ser desalentadora.

Entienda la diferencia y déjele claro a su hijo. Cuando se trata de perfeccionismo, los niños toman las señales de sus padres: si su hijo cree que espera la perfección, luchará por ser "perfecto" para obtener su aceptación.

Incluso cuando elogies a alguien, evita usar el adjetivo "perfecto". Esto puede hacer que los niños se sientan obligados a alcanzar niveles de rendimiento irrazonablemente altos. Por ejemplo, no se concentre en la B si su hijo llega a casa con una boleta de calificaciones con 5 As y una B. Presionar a su hijo para que logre la perfección podría tener un impacto negativo en su autoestima y desempeño.

Anime a su hijo a crear metas y estándares que pueda lograr con esfuerzo, en lugar de centrarse en el ideal de perfección poco realista.

- **Concéntrese en recibir críticas saludables**

La crítica constructiva le brinda la orientación y la perspectiva que necesita para avanzar en su trabajo y en su vida. Escuchar puede requerir coraje, pero es necesario para el crecimiento y desarrollo personal. Se vuelve mucho más simple recibir críticas constructivas una vez que te das cuenta de este hecho. Cuando estás siendo castigado, siempre debes pensar en la fuente.

¿La persona que te critica está tratando de lastimarte o desanimarte, o te está criticando desde un lugar positivo?

Puedes dar peso a lo que te dicen si juzgas que la fuente no es maliciosa. Deja tus emociones a un lado y enfócate en los hechos objetivos de la situación. Es posible que desee considerar si se trata o no de una crítica constructiva.

Creo que es en las situaciones incómodas que encontramos que encontramos gloria y crecimiento. Recibir críticas constructivas puede ser inquietante y humillante, pero es esencial. Sin crítica constructiva, ¿cómo podemos mejorar como oradores, autores, maestros, médicos, políticos, vendedores o científicos? No tenemos. Aprecie a las personas en su vida que le brindan el conocimiento y la perspectiva que necesita para crecer. Asegúrese de ayudar a su hijo a comprender todo esto. Recuérdele a su adolescente que las críticas no definen su valor.

Estas estrategias ayudarán a su adolescente a manejar sus propias expectativas y a mantener alejados la ansiedad y el estrés provocados por el perfeccionismo.

Capítulo 6: Cuando mi hijo adolescente es evasivo temeroso

Todos postergamos grandes proyectos, conversaciones difíciles y deberes intimidantes como adultos porque no nos sentimos preparados. Lo mismo es cierto para los jóvenes que ingresan a un nuevo mundo lleno de experiencias desconocidas y que frecuentemente les provocan ansiedad. El comportamiento de evitación se define como posponer las cosas por un breve período de tiempo para obtener un alivio temporal.

La evitación es una estrategia de afrontamiento desadaptativa que permite a la mente evitar ideas, sentimientos o eventos desagradables. Si bien puede parecer que evitar el sufrimiento es beneficioso, en realidad termina por no abordar nunca el problema real. De hecho, la evitación puede poner en marcha un ciclo de comportamiento que exacerba la ansiedad y la depresión, lo que hace que sea mucho más difícil abordar los problemas, manejarlos y curarlos.

Alguien que está deprimido, por ejemplo, puede tener dificultades para levantarse de la cama por la mañana y puede evitar las tareas cotidianas que parecen onerosas. Pueden dormir hasta el mediodía, saltarse el desayuno, saltarse las clases y evitar ir al gimnasio, etc. Tienen menos energía y menos tiempo para ocuparse de las tareas cuando finalmente se despiertan. Lo más probable es que surjan más pensamientos y sentimientos negativos debido a la falta de energía y tiempo. Entonces pueden involucrarse en un comportamiento más evitativo, perpetuando así el ciclo depresivo.

Alguien puede evitar desencadenantes como personas, lugares y cosas que provocan emociones negativas. Aquellos que sufren de ansiedad social, por ejemplo, pueden evitar grandes grupos de personas o pasar el rato con sus amigos. Evitar estas interacciones puede salvar a los niños de sentimientos desagradables, pero también les impedirá adquirir buenas habilidades de afrontamiento en el futuro cuando se enfrenten a situaciones sociales difíciles.

Algunas personas pueden participar en prácticas "adormecedoras" de forma regular para evitar emociones negativas. Esto podría tomar la forma de beber, comer en exceso, hacer demasiado ejercicio o cualquier otra cosa que reemplace una sensación desagradable. Es esencial recordar que estas son simplemente soluciones curitas. Pueden bloquear temporalmente los sentimientos, pero una vez que cesa el hábito de adormecer, los sentimientos regresan y las respuestas continúan eludiéndonos.

Los adolescentes ya están lidiando con muchas cosas, tanto física como mentalmente, durante esta etapa de crecimiento. Están atravesando la pubertad, comenzando a establecer sus propias identidades independientemente de sus padres y probando su independencia de conducción. Los adultos en sus vidas con frecuencia esperan que asuman una mayor responsabilidad y están tomando decisiones que tendrán un impacto considerable en sus vidas adultas. Sin presión, ¿verdad? Se vuelve aún más difícil cuando agrega síntomas de depresión o ansiedad a la mezcla.

Las acciones evasivas pueden ser algo natural para un adolescente que se enfrenta a una tormenta de emociones y cambios. "No puedo controlar nada, así que simplemente me mantendré alejado". "No me siento cómodo en ningún lado, así que me voy a quedar en casa". La evasión puede sentirse como la única forma en que algunos adolescentes se sienten "mejor".

Por ejemplo, fallar en una audición a propósito para evitar ser el centro de atención. Otro ejemplo es cuando un niño tiene un rendimiento bajo en un deporte o actividad extraescolar frente a los demás. Si su hijo toca la trompeta en la banda de la escuela, por ejemplo, es posible que se desempeñe mal frente a los demás para evitar ser el centro de atención. Saber que se están saboteando a sí mismos a propósito puede generar sentimientos de culpa, vergüenza o baja autoestima.

Exploremos el tema en detalle.

6.1 El asfixiante refugio

Desafortunadamente, las acciones de evitación exacerban muchos problemas de salud mental, incluso si están motivadas por la desesperación o la preocupación. Puede ocurrir un "efecto bola de nieve". Cuando un niño evita una circunstancia, él o ella evitará otra, y así sucesivamente, hasta que el adolescente efectivamente se aísle.

Somos testigos del efecto bola de nieve en una variedad de situaciones, especialmente cuando las personas están aisladas. Si los adolescentes con ansiedad o depresión tienen baja autoestima, pueden aislarse y evitar a sus familiares y amigos. Estar solo con sus pensamientos negativos puede empeorar los sentimientos de desesperación e inutilidad relacionados con la depresión, así como las preocupaciones y los miedos relacionados con la ansiedad.

Cuidar del aseo personal y la higiene diaria (también conocidas como "actividades de la vida diaria") puede parecer una tarea imposible para un joven que está deprimido y tiene mal humor y energía. En consecuencia, evitar estas actividades aumenta la baja autoestima y el deseo de evitar personas y actividades. Aquí hay algunos signos de comportamiento de evitación:

- Fingir problemas de salud física, como dolores de estómago o malestar que surgen de manera abrupta y persistente en torno a eventos específicos.

- Automedicarse y superar situaciones incómodas o pensamientos y sentimientos aburridos y angustiosos. Algunas personas consumen alcohol y otras drogas.
- Salirse de actividades específicas durmiendo demasiado o afirmando estar demasiado cansado.
- La evasión se desencadena por la procrastinación o la necesidad de que las cosas estén impecables o "bien" antes de participar en un evento.
- Pasar demasiado tiempo en teléfonos, redes sociales, videojuegos y otras formas de distracción.
- En lugar de enfrentar un problema, rumiar o reflexionar obsesivamente sobre él.
- Para escapar de las emociones o actividades dolorosas, se utilizan las rabietas o las crisis nerviosas.
- Sobrestimar la propia capacidad de confiar en uno mismo.
- Aislamiento de los demás.
- Falta de conciencia emocional o desapego emocional.
- Miedo a ser necesitado o apegado.
- Falta de voluntad para compartir información personal con otros.
- Ser más propenso a buscar relaciones pero mantener una distancia segura de ellas o ignorarlas por completo.

Para muchos adolescentes, el miedo al fracaso es una característica predominante de la ansiedad. Algunos adolescentes pueden tratar de hacer frente a sus preocupaciones evitando la escuela, los deportes y otras actividades que asocian con ellos. La incapacidad para demostrar competencia o ganar confianza puede exacerbar la tristeza y la ansiedad.

La evitación puede ser una reacción a una sensación de impotencia. Cuando los adolescentes buscan ayuda con respecto a la salud mental, pueden comenzar a reconocer "escenarios de bola de nieve". Luego pueden identificar los "desencadenantes", que son los eventos que pusieron en marcha la pelota. Los adolescentes pueden desarrollar habilidades y técnicas de afrontamiento para manejar su incomodidad de manera saludable a través de la atención de salud mental adecuada en lugar de evitar esos desencadenantes. Pero primero, analicemos el "por qué" detrás de la evasión:

- ## Trastorno de Ansiedad Social (SAD)

Como se discutió anteriormente, el Trastorno de Ansiedad Social es una enfermedad mental caracterizada por el temor de ser observado o evaluado por otros en circunstancias sociales. Las personas que sufren de SAD desarrollan conductas de evitación para evitar cualquier interacción social.

Aquí hay una cuenta de su víctima:

"Incluso cuando sabía las respuestas, siempre tenía miedo de que me llamaran en la escuela. No quería que nadie pensara que era tonto o tonto. Mi corazón se aceleraba y me sentía mareado y con náuseas. Cuando empecé trabajando, despreciaba tener que reunirme con mi supervisor o hablar en una reunión. Como me aterrorizaba encontrarme con extraños, no pude asistir a la boda de mi mejor amigo. Traté de relajarme bebiendo varias copas de vino antes de cualquier evento, y luego Empecé a beber todos los días para hacer frente a lo que tenía que enfrentar".

- **Baja autoestima**

El castigo físico y la falta de amor y compasión por parte de los padres están relacionados con la baja autoestima en los niños. Los niños con baja autoestima pueden ser reservados o tímidos en situaciones sociales, lo que les dificulta divertirse. A pesar de tener un gran círculo de amigos, son más propensos a sucumbir a la presión de los compañeros y son más sensibles al acoso. Evitan probar cosas nuevas en la escuela porque tienen miedo de fallar y se dan por vencidos fácilmente. Durante la adolescencia, la autoestima continúa deteriorándose (particularmente para las niñas). Los investigadores atribuyen esta caída a problemas de imagen corporal y otros problemas relacionados con la pubertad. Aunque los hombres y las niñas tienen niveles similares de autoestima en la infancia, en la adolescencia aparece una brecha de género, ya que los niños adolescentes tienen una autoestima más alta que las niñas adolescentes. Las niñas con baja autoestima parecen ser más susceptibles a las creencias sobre la imagen corporal ideal. Las personas con baja autoestima prefieren quedarse solas en sus casas porque tienen una imagen inferior de sí mismas.

- **Trastorno de estrés postraumático (TEPT)**

  Una de las expresiones más evidentes del PTSD es la evitación. La evitación es con frecuencia el resultado del intento de una persona de evitar el contacto con la preocupación, el miedo o los recuerdos y pensamientos sobre una experiencia terrible. Esto es comprensible, dado lo molestos que pueden ser estos sentimientos e ideas. Debido a historias o publicaciones sobre guerras o eventos militares actuales, un veterano de combate puede dejar de ver las noticias o usar las redes sociales. Los sobrevivientes de agresiones pueden hacer todo lo posible para evitar regresar a la escena de su ataque o visitar áreas que les recuerden la agresión.

- **Trastorno de ansiedad generalizada (TAG)**

  Es natural preocuparse de vez en cuando, pero preocuparse en exceso puede ser estresante y perjudicial para la salud. Los psicólogos lo denominan Trastorno de Ansiedad Generalizada. A menudo, lo que intentan evitar es la incertidumbre y lo desconocido. Preocupante es el comportamiento que emplean para evitar la incertidumbre. No podemos huir de la incertidumbre como podemos hacerlo de un perro o un escenario social, ya que no es una entidad o situación física visible. Entonces, nuestro cerebro nos obliga a tratar de eliminar la duda examinando mentalmente la circunstancia de la que no estamos seguros. Este comportamiento de aprensión enfatiza la evitación de cualquier situación que implique incertidumbre.

- **Trastorno obsesivo-compulsivo (TOC)**

  El trastorno obsesivo-compulsivo es una enfermedad mental caracterizada por pensamientos o sentimientos desagradables recurrentes como obsesiones o una fuerte necesidad de repetir el comportamiento como compulsiones. Las personas que padecen TOC pueden esforzarse por evitar eventos que puedan desencadenar sus obsesiones además de evitar pensamientos incómodos. Por ejemplo, si los pensamientos intrusivos sobre gérmenes y contaminación son un problema, la persona con TOC puede evitar ir a algún lugar donde tenga que usar un baño público.

- **Trastorno por Déficit de Atención/Hiperactividad (TDAH)**

  El TDAH es un problema de salud mental que resulta en una impulsividad excesiva e hiperactividad. Las personas con TDAH pueden tener dificultades para concentrarse en una sola tarea o permanecer en un lugar durante largos períodos de tiempo. El ciclo de evitación es uno de los síntomas más comunes de ADD/ADHD. El acceso deficiente a funciones cerebrales específicas dificulta la realización de tareas que dependen de estas funciones, y esta dificultad provoca estrés al intentar completar estas tareas, lo que lleva a conductas de evitación.

"Empecé a estudiar, pero antes de darme cuenta, estaba en Facebook". "Sé que debería limpiar mis armarios, pero parece que nunca tengo suficiente tiempo". "Temo tener que pagar mis gastos". Me pone tan tenso que encuentro un millón de otras cosas para ocupar mi tiempo". Si algo de esto le suena familiar, su adolescente es una de las muchas personas con TDAH que lidian con la evitación de forma regular. Claro, todos evitan hacer cosas que no quieren hacer Sin embargo, es una cuestión de grado que tiene enormes consecuencias.

Además, la depresión se encuentra entre muchos otros factores que contribuyen a la evitación.

El afrontamiento de evitación (o afrontamiento evitativo) se considera disfuncional o poco saludable, ya que con frecuencia exacerba el estrés sin ayudarnos a lidiar con las fuentes del estrés. La procrastinación, por ejemplo, es un mecanismo de evitación de afrontamiento: cuando pensamos en lo que tenemos que hacer, nos preocupamos, por lo que posponemos hacerlo e intentamos evitar pensar en ello.

El problema es que rara vez dejamos de pensar en lo que hay que hacer. En cambio, nos preocupamos por ello hasta completarlo. Y no nos estresamos menos de lo que lo haríamos si simplemente atacáramos la tarea. A menudo nos estresamos cuando consideramos lo que se necesita hacer, luego nos estresamos cuando corremos para completarlo, y ocasionalmente nos estresamos porque no pudimos completarlo lo suficientemente bien en el tiempo. habíamos apartado. (Si bien es cierto que ciertas personas se desempeñan mejor bajo presión, este no es el método menos estresante para abordar la mayoría de las ocupaciones).

Los comportamientos de evitación pueden aumentar el estrés de varias maneras. Son menos exitosas que las técnicas más proactivas que pueden reducir el estrés en el futuro, ya que realmente no abordan el problema que genera el estrés. La evitación también puede contribuir al crecimiento de los problemas. Debido a que la evitación puede ser frustrante para los demás, emplearla con frecuencia puede provocar conflictos en las relaciones y una reducción del apoyo social. Finalmente, las estrategias de evitación a menudo pueden conducir a una mayor preocupación. Si alguna vez ha escuchado el término "A lo que se resiste, persiste", ya ha aprendido por qué el afrontamiento de evitación puede hacer que se sienta más ansioso. Las personas que adoptan este método para evitar de forma deliberada o inconsciente algo que les causa incomodidad, frecuentemente terminan en una condición en la que tienen que enfrentarlo más. Aunque parezca difícil al principio, el afrontamiento activo puede y debe usarse para evitarlo.

Por ejemplo, si eres como muchas personas, la confrontación puede ser estresante. Si trata de evitar el conflicto (y la ansiedad que conlleva) evitando conversaciones que puedan contener aspectos conflictivos, solo parecerá que está evitando el conflicto y la ansiedad por el momento.

6.2 Evitación de peleas

El enfoque de fomento es la cura para el afrontamiento evitativo. Necesitamos guiar a nuestros hijos para que cambien su afrontamiento hacia métodos orientados al enfoque. Aquí hay algunas recomendaciones para los padres sobre cómo cambiar de marcha en su enfoque de afrontamiento:

- **Enseñanza de la autoconciencia**

Reconocer que la autoconciencia (conocimiento y comprensión de lo que hace que las tareas sean difíciles o fáciles) es una habilidad que mejora con la edad. La autoconciencia puede verse afectada por problemas de procesamiento cognitivo. Los adultos pueden ayudar a los niños a desarrollar la autoconciencia alentándolos a reflexionar sobre lo que salió bien y lo que salió mal en una situación, lo que disfrutan y lo que no les gusta, y lo que están pensando y sintiendo. En lugar de comenzar estas conversaciones cuando un niño está en modo de 'lucha o huida', inste al niño a que se tome un descanso para calmarse. Tome nota de cuándo volverá al desafío una vez que su angustia haya disminuido. Tómese el tiempo para escuchar al niño, estar allí con él y validar sus puntos de vista. Ayude a los jóvenes a comprender que, si bien puede haber tristeza, aún podemos acercarnos y experimentar el éxito. Podemos asegurar que las posibilidades de éxito sean altas y que los apoyos necesarios estén presentes. Considere sus propias dificultades y cómo las manejó frente a la adversidad para ayudar a los niños a desarrollar esta habilidad.

- **Enseñanza de habilidades para resolver problemas**

  Las técnicas de afrontamiento centradas en el problema son acciones que se toman para eliminar o evitar la fuente de estrés. Las siguientes tácticas son parte de un mecanismo de afrontamiento centrado en el problema:

➢ La resolución activa de problemas implica tomar acciones proactivas para eliminar o mitigar las consecuencias del factor estresante. Si el joven entiende cómo proceder, el objetivo es solucionar el problema que causó el estrés.

Por ejemplo, discuta la situación con la persona involucrada en el conflicto.

➢ El acto de planificar implica reflexionar sobre cómo lidiar con un factor estresante. Incluye la elaboración de planes de acción, actividades a realizar y las soluciones más eficaces al problema.

Por ejemplo, haz un horario de estudio para el próximo examen.

➢ Pedir ayuda, orientación o información de otros se conoce como buscar ayuda.

Por ejemplo, solicite tiempo de práctica adicional al entrenador de fútbol para mejorar su juego para el próximo partido.

- Poner otras actividades competitivas en suspenso para evitar distraerse cuando se trata de estrés es una forma de descartar actividades competitivas.
  Por ejemplo, para hacer tiempo para la tarea, juegue menos videojuegos.

- **Ayudando a escribirlo**

  Escribir sobre los miedos enseña a los niños cómo expresar su ansiedad. Los niños ansiosos tienden a internalizar sus preocupaciones durante largos períodos de tiempo. Con frecuencia no quieren agobiar a la gente con sus preocupaciones. Permitir que los jóvenes expresen sus pensamientos durante quince minutos cada día puede ayudarlos a aprender a resolver sus problemas. Intenta ejecutar uno de estos ejercicios todos los días a la misma hora (una hora antes de acostarte es lo ideal porque la ansiedad tiende a subir por la noche):

- Llevar un diario de preocupaciones les permite a los niños hacer un seguimiento de cómo cambian sus pensamientos nerviosos con el tiempo. Romper el ciclo del pensamiento negativo puede empeorar la ansiedad si escribes tus problemas del día, seguidos de una idea optimista.
- Pídale a su adolescente que dibuje o escriba sus miedos en una hoja de papel, que se los lea, luego rómpalos y tírelos por la noche. Esto permite que los niños expresen sus preocupaciones y los dejen ir.
- Haz una caja de preocupaciones. Esta es una excelente herramienta para utilizar antes de ir a dormir. Decore

una caja de pañuelos vieja con los artículos favoritos de su hijo o cúbrala con calcomanías. Después de que hayan compartido sus miedos con usted, ayúdelos a escribirlos y colóquelos en la caja uno por uno. Lleva el paquete a tu habitación y ofrécete a quedárselo toda la noche.

- **Ayudando a vencer los miedos**

  Los niños enfrentarán una variedad de preocupaciones y ansiedades a lo largo de su juventud. Enseñarles a los niños resiliencia y métodos de afrontamiento para lidiar con sus preocupaciones son estrategias que pueden emplear una y otra vez. Expertos en la región ofrecen consejos sobre cómo ayudar a tus hijos a superar sus fobias.

➢ Uno de los pasos principales para superar una fobia es ayudar a su hijo a nombrarla y aprender más sobre ella.

  Ya sea una nueva escuela, una nueva actividad o monstruos en el armario, ayudo a los niños reconociendo primero su miedo, enseñándoles un vocabulario emocional para comprender lo que sienten y trabajando con ellos para reconocer las sensaciones corporales que indican cuándo el miedo está construyendo y cómo aquietar esas sensaciones. Puede hacerle a su adolescente estas preguntas para desarrollar una mejor comprensión de sus miedos:

1. ¿Cuándo empezó el miedo?
2. ¿Qué condiciones propiciaron su aparición?

3. ¿Cuál es el tamaño de tu miedo? ("¿Qué tan grande se siente... en una escala del 0 al 10?")
4. ¿Hay algo que lo empeore o mejore, y con qué frecuencia sucede?
5. ¿Hay algo que el niño no pueda lograr debido a su miedo?

- También es fundamental que los padres noten los desencadenantes que causan las preocupaciones de sus hijos y ayudarlos a identificarlos.

  Ya sea por temor a fallar en un nuevo pasatiempo o por una habitación demasiado oscura y silenciosa por la noche, los padres no deben tratar de evitar que ocurran todos los factores desencadenantes, sino permitir que ocurran algunas circunstancias pequeñas que causen ansiedad en su hijo. La experiencia de estar aterrorizado o ansioso, hacer algo peligroso y salir bien del otro lado es muy enriquecedor para un niño. Fortalece nuestra resolución y sirve como recordatorio para la próxima vez que enfrentemos una situación aterradora".
- Es crucial ayudar a los niños a responder a sus ansiedades como un método para empoderarlos y disminuir la capacidad de sus miedos y preocupaciones para superarlos. Podemos darle un nombre a su miedo/preocupación y decirles quién es el jefe imaginándolo o dibujándolo como una figura o cualquier imagen que tenga sentido para ellos. Podemos hacer todas estas cosas a través del juego, el arte y los juegos de orientación terapéutica.

- Los niños están continuamente observando y absorbiendo los estados de ánimo, las acciones y las reacciones de sus padres. Si esperan que sus hijos se comporten bien ante las preocupaciones y los obstáculos, los padres deben dar un buen ejemplo.

- **Practicar ejercicios del peor de los casos**

  Podemos practicar el ejercicio del "peor de los casos" usando una lluvia de ideas de tres columnas. Puede enumerar sus posibilidades en el peor de los casos en la primera columna. La siguiente columna es una lista de opciones para reducir la probabilidad de que ocurran estos eventos. Puede explicar cómo se recuperaría de cada una de estas circunstancias en la tercera columna.

  Si su hijo tiene miedo de probar tareas nuevas o difíciles, el ejercicio del "peor de los casos" podría ser beneficioso. Tome una hoja de papel y haga una lluvia de ideas con su hijo.

  Hágale preguntas a su hijo como:

- ¿Qué es lo peor que puede pasar si todo sale mal?
- ¿Es probable que esto ocurra?
- ¿Cuál es el escenario más probable?
- ¿Hay algo que puedas hacer para evitar que esto suceda?
- ¿Qué harías en caso de que ocurriera el peor de los casos?

El objetivo es ayudar a su hijo a darse cuenta de que, en su mayor parte, su miedo al fracaso es infundado. Su hijo también aprenderá que tiene la autoridad y el control para evitar consecuencias desagradables, dándole una sensación de control y poder.

Estas estrategias de los padres pueden ayudar a sus hijos adolescentes a desarrollar habilidades de afrontamiento para manejar sus conductas de evitación.

Capítulo 7: Cuando mi adolescente está malhumorado y estresado

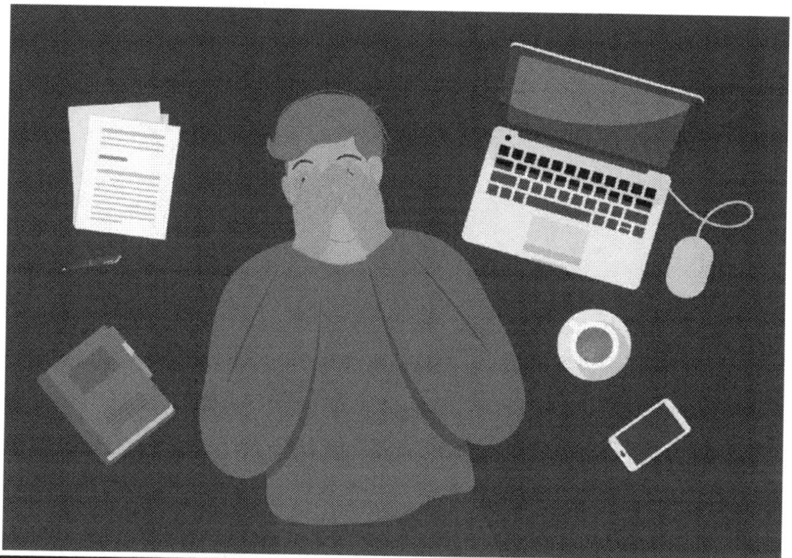

Olvídate de la juventud despreocupada. Según una nueva encuesta, los adolescentes de Estados Unidos están tan agitados como los adultos que los rodean, ya menudo incluso más, según una instantánea de la angustia adolescente.

Según una encuesta anual publicada por la Asociación Estadounidense de Psicología, los adolescentes afirman con frecuencia que el estrés que reportaron durante el año escolar es significativamente mayor de lo que creen que es

saludable y que sus niveles promedio de estrés superan los de los adultos.
Según una encuesta estadounidense, el estrés hace que el 30 por ciento de los adolescentes se sienta infeliz o deprimido y el 31 por ciento se sienta abrumado. Otro 36% afirmó que el estrés les causaba cansancio, y el 23% dijo que se habían saltado comidas como resultado de ello.
Malhumorado, fatigado, irritable, distante y enojado son los términos que describen al adolescente típico. Entonces, ¿cómo puede saber si su adolescente sufre de estrés crónico o simplemente está pasando por una fase? Así es como una niña quemada describe su experiencia:
"Me ardían los pies y los oídos me zumbaban constantemente. Pero insistí en seguir adelante. Empecé a tener palpitaciones, dolor en el pecho, sudoración, insomnio y numerosas inflamaciones en todo el cuerpo. No dejé que todo esto me detuviera. -hasta que tuve un episodio de pánico, no podía comprender lo que estaba pasando.
Aceptar que realmente estaba "adentro" fue extremadamente difícil. Nunca imaginé que algo así podría pasarme a mí. Estaba seguro de que nunca me desmoronaría porque me veía a mí mismo como un superhéroe que podía manejar cualquier cosa: la muerte de mi padre, la angustia y la soledad. Me consideraba fuerte y como alguien que nunca se desmoronaría. Y 'desmoronarse' era sinónimo de

fracaso y debilidad para mí. Y eso es algo que nunca me permitiría ser.

Fue una insignia de honor para mí poder manejar el estrés. Sin embargo, no pude dejarlo atrás. No podía hacerlo porque mi cuerpo no me lo permitía. En repetidas ocasiones me vi obligado a entender que no podía simplemente continuar con normalidad. El primer paso para 'rendirme' y 'rendirme' al agotamiento fue escuchar y tomarme en serio mi cuerpo. Más tarde, me di cuenta de que pasar y superar este agotamiento fue lo mejor que me pudo haber pasado, ya que me permitió ser yo mismo".

Si el estrés crónico también está al acecho en la vida de su adolescente, podría deberse a que su cerebro aún en desarrollo no pudo combatirlo.

Cerebro adolescente sensible al estrés

Los adolescentes están más preocupados, estresados y preocupados que los adultos por una variedad de razones. Tienen que lidiar con las altas expectativas de sus padres, la presión de los compañeros y el miedo continuo de que sus teléfonos inteligentes se acaben y arruinen sus vidas. Para empeorar las cosas, el cerebro adolescente es más ansioso que el cerebro adulto en general. Esto podría deberse a que la amígdala, una estructura cerebral involucrada en la expresión emocional, se desarrolla rápidamente en comparación con las estructuras cerebrales involucradas en la toma de decisiones y la lógica. Además, el centro de placer de un adolescente es más grande que el de un adulto, lo que hace que las recompensas se sientan más satisfactorias. Esto es especialmente cierto en el caso de los riesgos realizados con sus pares en circunstancias no supervisadas. Como resultado, el cerebro adolescente es una gran contradicción, ya que es más nervioso y busca más emociones que su contraparte adulta.

Esta sensibilidad al estrés puede, a su vez, aumentar la susceptibilidad a la ansiedad.

Vínculo estrés-ansiedad

La ansiedad clínica, una enfermedad médica, puede desencadenarse por períodos prolongados de estrés. Las hormonas del estrés, como el cortisol y la corticotropina, afectan la forma en que el cuerpo mantiene la presión en el cuerpo. Estas hormonas se generan como reacción a una amenaza percibida y luego desaparecen rápidamente cuando se presentan niveles normales de estrés. El estrés es una respuesta necesaria y natural que tiene nuestro cuerpo para protegernos del daño.

Sin embargo, cuando ocurren largos períodos de estrés, los niveles de cortisol y corticotropina en el cuerpo aumentan durante períodos prolongados, este aumento en los niveles hormonales provoca ansiedad clínica y trastornos del estado de ánimo. Profundicemos más en su adolescente estresado.

7.1 El mundo Beat Teen

"No sabía qué hacer cuando mi corazón dio un vuelco por primera vez. Recuerdo estar aterrorizado, pero recuerdo estar excesivamente aterrorizado por reprobar mis próximos exámenes parciales. Entonces, lo ignoré y procedí a la clase.

En 2019, mi cuerpo medicalizado tocó fondo en un hospital de emergencia abarrotado poco más de dos años después. Cuando me desperté, estaba rodeado de enfermeras y un médico de la sala de emergencias me estaba haciendo compresiones en el pecho. No respondí durante tres minutos y medio, según el informe.

Cuando pude, les dije amablemente a mis amigos y familiares que mi estrés se había vuelto tan severo que se había manifestado en una dolencia cardíaca psicosomática que ahora estaba siendo afectada por una combinación de control mental y físico. El futuro de mi salud dependía de mi capacidad para manejar el estrés, pero acababa de pasar dos años permitiendo que se acumulara hasta el punto en que amenazaba mi vida".

Ahora que sabe que el estrés puede matarnos, manténgalo alejado de nuestros hijos. Cada adolescente es único y varias circunstancias pueden provocar estrés. De acuerdo con los hallazgos de la Encuesta Stress in America, existen algunas fuentes predominantes de estrés entre los adolescentes. Participar en una discusión honesta y abierta sobre el estrés es el mejor enfoque para comprender cómo su adolescente maneja el estrés y de dónde proviene. Los padres deben normalizar el estrés y capacitar a sus hijos para que utilicen mecanismos de afrontamiento adaptativos. Considere los siguientes factores estresantes para los adolescentes:

Estrés académico Los adolescentes enfrentan mucho estrés relacionado con la escuela, desde las calificaciones hasta los puntajes de los exámenes y las solicitudes para la universidad. Muchos adolescentes están preocupados por lograr los requisitos académicos, complacer a sus maestros y padres y mantenerse al día con sus compañeros. El estrés académico también puede ser causado por una mala gestión del tiempo o por una sensación de estar abrumado por la cantidad de trabajo.

- **Complicaciones Familiares**

  El estrés se extiende por toda la familia, y todo lo que afecta a la familia puede influir en el adolescente. Las expectativas poco realistas, los problemas maritales, las relaciones entre hermanos difíciles (incluido el acoso entre hermanos), las enfermedades familiares y las dificultades financieras pueden aumentar el estrés de los adolescentes.

- **Ansiedad social**

  Los adolescentes valoran mucho su vida social. Pasan la mayor parte del tiempo con sus compañeros, por lo que descubrir y mantener su círculo puede ser estresante. El acoso y las formas sutiles de violencia relacional son fuentes obvias de estrés para los adolescentes, pero aprender a manejar conflictos sanos y trabajar a través de relaciones amorosas no es una tarea sencilla para un adolescente en crecimiento. La presión de los compañeros es una fuente de mayor estrés durante la adolescencia. Para aplacar a sus compañeros, los jóvenes pueden participar en conductas fuera de sus zonas de confort para crear y mantener amistades.

- **Eventos mundiales actuales**

  Los padres están preocupados por los tiroteos en las escuelas, los actos de terrorismo y las catástrofes naturales, pero los niños también están preocupados. Los adolescentes están expuestos con frecuencia al ciclo de noticias de 24 horas, y escuchar fragmentos de noticias aterradoras, tanto nacionales como internacionales, puede hacer que teman por su propia seguridad y la de sus seres queridos.

- **Alteraciones significativas de la vida**

  Los adolescentes, como los adultos, están estresados por las transiciones sustanciales de la vida. Los adolescentes pueden experimentar estrés debido a la mudanza, el comienzo de una nueva escuela o los cambios en la composición de su familia (incluidos el divorcio y las familias mezcladas). No saber cómo hacer frente a los grandes cambios puede ser abrumador y confuso para un adolescente en proceso de maduración.

- **Experiencias traumáticas**

  La separación de un amigo o familiar, los accidentes, la enfermedad o el abuso mental o físico pueden tener efectos a largo plazo en los niveles de estrés de un adolescente. También vale la pena señalar que alrededor del 10% de los adolescentes experimentan violencia en el noviazgo adolescente.

  Su sistema nervioso no puede diferenciar entre peligros emocionales y físicos. Cuando está estresado por un desacuerdo con un amigo, una fecha límite de trabajo o una pila de facturas, su cuerpo puede reaccionar como si estuviera en una situación de vida o muerte. Cuanto más se active su mecanismo de estrés de emergencia, más fácil será activarlo, lo que dificultará su desactivación.

  Si está estresado con frecuencia, como muchos de nosotros en la exigente sociedad actual, su cuerpo puede estar en una condición de alto estrés la mayor parte del tiempo. Y esto puede resultar en importantes problemas de salud. El estrés crónico altera casi todos los sistemas de su cuerpo. Puede debilitar su sistema inmunológico, causar estragos en sus sistemas digestivo y reproductivo, aumentar su riesgo de ataque cardíaco y accidente cerebrovascular, y acelerar el proceso de envejecimiento. Incluso puede causar un recableado cerebral, haciéndote más susceptible a la ansiedad, la depresión y otros problemas de salud mental.

Así es como una mujer escribe su experiencia como víctima quemada:

"Abrí los ojos una noche y descubrí que estaba acostado en un banco afuera de un restaurante de West Village, donde acababa de cenar con amigos. Mi último recuerdo fue cuando pagué la cuenta y salí a buscar un taxi porque estaba terriblemente enfermo y necesitaba volver a casa.

La presencia de la policía y los bomberos me sorprendió. Debido a que no podía mover mi cuerpo, mis ojos se movían rápidamente de un lado a otro para evaluar la situación y mi entorno. Me colocaron una servilleta de tela de restaurante en la boca para absorber la sangre que me cubría la cara, el cuello y el pecho. Mi amigo Tommy estaba sosteniendo mi mano. Ya había establecido que me faltaban numerosos dientes cuando la ambulancia llegó unos minutos más tarde porque no podía mover la boca para hablar. Mi presión arterial era tan baja que los técnicos de emergencias médicas no pudieron moverme en una camilla hasta que estuve lo suficientemente estable. Yo era una mujer joven y saludable que no tenía idea de lo que me había pasado.

Me había desmayado en la parte superior de un corto tramo de escaleras, cayendo hacia adelante y absorbiendo toda la fuerza de la caída en mi cara".

Es hora de discutir algunas estrategias de crianza para su adolescente abrumado.

7.2 Silencie el estrés

Algunas de las formas más efectivas y beneficiosas de lidiar con el estrés pueden necesitar algo de esfuerzo o práctica. Por otro lado, los mecanismos de afrontamiento negativos brindan un alivio casi instantáneo, lo que los hace atractivos. La bebida, las autolesiones, el uso de drogas, las prácticas sexuales, la búsqueda de emociones y los malos hábitos alimenticios son solo algunas de estas curas breves. Pueden proporcionar un alivio temporal, pero también pueden ser peligrosos. Pueden conducir a una baja autoestima, dificultades en las relaciones y bajo rendimiento académico. Y esto solo aumenta la tensión, aumentando el deseo de huir. Es fundamental que su hijo adolescente reconozca que tiene opciones, y que las opciones saludables le brindan a usted el potencial para tomar el control de su vida y abordar los problemas. Aquí hay algunas estrategias para padres que puede seguir:

- **Cambiar la perspectiva de su hijo adolescente**

  Ayude a su hijo a cambiar su mentalidad de "el estrés duele" a "el estrés ayuda". Si los jóvenes entienden que las condiciones desagradables no persistirán para siempre, el estrés puede ser un catalizador para el crecimiento. En cambio, estos eventos sirven como obstáculos a superar y lecciones a aprender.

  Ian Robertson, un neurocientífico cognitivo, compara el sistema de respuesta al estrés con el sistema inmunológico: La práctica se vuelve más poderosa.

Después de una respuesta de estrés significativa, el cerebro se reconfigura para recordar y aprender de la experiencia. Así es como tu cerebro te entrena para lidiar con eventos estresantes similares en el futuro.

El cerebro secreta la noradrenalina química en respuesta al estrés. Cuando el cerebro tiene demasiada noradrenalina, no puede funcionar correctamente.

Tampoco es bueno tener muy poca noradrenalina. Según Robertson, niveles razonables de estrés en realidad pueden fortalecer la función cerebral, haciendo que las personas sean más inteligentes y felices.

Para comenzar, siga los pasos a continuación:

- Adopte la mentalidad de que "el estrés es bueno". Acepte que no podrá evitar el estrés, ya que un poco de estrés es útil y que el estrés puede ser una oportunidad de aprendizaje. Será casi imposible enseñarle esta mentalidad a su hijo si usted mismo no la tiene. (Además, el estrés puede ser "contagioso", por lo que es esencial reducir su propio nivel de estrés). Cuando su hijo siente su estrés, su fisiología cambia y también entra en modo de estrés).
- En lugar de descartar la tensión de su hijo, trate de averiguar qué la está causando. Los problemas de un niño pueden parecer insignificantes para un adulto. Sin embargo, al niño le parecen enormes y le causan verdadera tensión o incomodidad.

- Ayude a su hijo a identificar áreas de desarrollo o lecciones que se pueden aprender de su desafío más reciente. Pida que su hijo recuerde cualquier circunstancia estresante anterior.
  - ¿Qué se llevaron de esos encuentros?
  - ¿Qué habilidades emplearon para hacer frente a estas situaciones?
  - ¿Qué fortalezas tienen ahora?
- Hable sobre lo siguiente con su hijo para ayudarlo a replantear el estrés:
  - El estrés es un elemento inevitable de la vida cotidiana.
  - El estrés es cíclico.
  - Si aprende de eventos estresantes, actúe y busque respuestas. Pueden ser útiles. Da ejemplos específicos de tu propia vida.

  Su hijo establecerá una conexión mucho más saludable con el estrés y le resultará más fácil de manejar una vez que lo perciba como una oportunidad de crecimiento.

- **Enseñanza de la relajación activa**

  Si sabe cómo manejar su cuerpo, puede pasar del modo estresado a un estado relajado. Puede encender el sistema nervioso relajado ya que su cuerpo solo puede usar uno de los dos sistemas nerviosos a la vez. Esto se logra actuando en la dirección opuesta a lo que hace su cuerpo cuando está estresado. Aquí hay dos sugerencias para su adolescente:

- Inhala lenta y profundamente. Use la técnica de respiración 4-8 para ayudarlo a relajarse. Acuéstese boca arriba con las manos sobre la barriga; los dedos pierden. Las respiraciones profundas llenan primero el vientre, luego el pecho, luego la boca; a medida que el vientre se expande, tus manos se separan lentamente. Cuenta hasta cuatro mientras respiras hondo. Luego, durante casi el doble de tiempo, o una cuenta de ocho, contenga la respiración. Exhale lentamente contando hasta ocho, o incluso más si es posible. Después de algunas respiraciones, tu cuerpo se relajará, pero también tomará toda tu atención. Tu mente está demasiado preocupada con la respiración para pensar en tus problemas. Haz esto diez veces y te sentirás mucho mejor. Las técnicas de respiración también se enseñan en yoga, artes marciales y meditación. Cuando llegue a dominarlo, podrá hacerlo mientras está sentado en una silla durante una prueba, y nadie lo notará.
- Coloque su cuerpo en una posición cómoda. Cuando estás nervioso, tu cuerpo te lo hace saber. Te tiemblan las piernas y tienes ganas de correr pero no puedes concentrarte y correr al mismo tiempo. Por lo tanto, estás haciendo la prueba más difícil. Tome algunas respiraciones profundas, recuéstese y dígale a su cuerpo que no hay necesidad de entrar en pánico. Luego usa tu sabiduría para encontrar una salida al problema.

- **Ayudar a abordar los problemas**

Determinar si un problema es verdaderamente malo o simplemente se parece a uno. Esto implica suprimir los pensamientos que te llevan a ver la situación como un desastre. Aquí hay algunos datos para enseñarle a su adolescente sobre la resolución de problemas:

- Muchas personas se las arreglan sin tener en cuenta los problemas. Esto normalmente no los hace desaparecer; en cambio, tienden a empeorar.
- Lo mejor es hacer la tarea primero cuando se trata de estudiar o hacer las tareas del hogar. Muchas personas posponen el trabajo o los estudios porque les provoca estrés, y prefieren hacer primero las cosas placenteras. El problema es que no se divierten de verdad, ya que están preocupados por el trabajo que están descuidando. Y, por supuesto, cuanto más esperan, más preocupados se vuelven. El ciclo continúa indefinidamente.
- Las personas que tratan tratando de resolver las dificultades tienen más probabilidades de ser emocionalmente sanas.
- Las peleas con tus padres y amigos no desaparecen a menos que abordes la fuente de tu insatisfacción o a menos que todos se disculpen y decidan perdonarse unos a otros.

Tres conceptos pueden ayudar a su adolescente a manejar muchos problemas:

- Divide el trabajo en partes manejables. Luego, en lugar de mirar el gran desorden, trabaje en un elemento pequeño a la vez. El trabajo se vuelve menos intimidante a medida que completa cada elemento.

- Haz una lista de todas las cosas que necesitas hacer. Esto hará que sea más fácil para ti dormir porque no te preocuparás si podrás completar todas tus tareas. A medida que marque los elementos que ha completado, tendrá menos de qué preocuparse al final del día. Verá la misma cantidad masiva de trabajo y se dará cuenta de que es capaz de manejarlo.
- Si tienes grandes proyectos, una línea de tiempo te ayudará.

- **Empoderar emocionalmente a su hijo adolescente**

  Enséñele a su adolescente a tomar vacaciones en un instante. Los escapes saludables evitan que la mente y el cuerpo recurran a remedios peligrosos a corto plazo. Así es como su adolescente puede hacerlo:

- Utilizando la imaginación para tomar escapadas para aliviar el estrés.
- Concentrar sus pensamientos en algo que no sea el tema en cuestión.
- Elegir pasatiempos y rutinas que impidan que otros pensamientos entren en tu mente.

Además, es fundamental aprender a comunicar los sentimientos para que no se enconen por dentro. El estrés es vigorizante y podría ayudarlo a desempeñarse mejor. El estrés puede paralizarlo si tiene demasiado. Descubre las ventajas de expresar tus sentimientos y emociones. Ayude a su hijo a entender estos conceptos.

- **Enfatizando la contribución a la sociedad**

  Retribuir a los demás, a la comunidad y a la sociedad en su conjunto rinde frutos de diversas maneras. Es satisfactorio ayudar a los demás. Marcar la diferencia implica una sensación de logro. Retribuir hace que sea más fácil buscar ayuda cuando la necesita, ya que verá de primera mano que las personas disfrutan de dar y no sirven por lástima. Retribuir a los demás enseña que puedes pedirlo y recibirlo sin sentirte culpable si alguna vez necesitas ayuda.

  Estoy seguro de que estas estrategias ayudarán a su hijo adolescente a sobrellevar el estrés y evitar consecuencias dañinas.

Conclusión

La ansiedad es una reacción humana normal que afecta tanto a la mente como al cuerpo. Cumple una función esencial de supervivencia: la ansiedad es un mecanismo de alerta que se dispara cada vez que una persona percibe una amenaza o un peligro.

La ansiedad se manifiesta físicamente como latidos cardíacos y respiración acelerados, músculos tensos, palmas sudorosas, malestar estomacal y manos o piernas temblorosas cuando el cuerpo y la mente reaccionan ante el peligro o la amenaza. Estos sentimientos son el resultado de la reacción de lucha o huida del cuerpo. Son provocados por una oleada de adrenalina y otras sustancias que preparan el cuerpo para huir rápidamente del peligro. Pueden variar de leves a graves.

Cuando una persona detecta una amenaza, la reacción de lucha o huida se activa de inmediato. La sección de pensamiento del cerebro (la corteza) tarda unos segundos más en absorber la situación y determinar si el peligro es real y, de ser así, cómo abordarlo. La respuesta de lucha o huida se desactiva y el sistema nervioso puede relajarse cuando la corteza da la señal de que todo está despejado. Si la mente cree que permanecerá una amenaza, la ansiedad puede persistir, manteniendo a la persona alerta. También pueden persistir sensaciones físicas como respiración rápida y superficial, pulso acelerado, músculos tensos y palmas sudorosas.

La ansiedad es algo que todo el mundo experimenta. Es un sentimiento natural y crucial, que alerta de un peligro o de un cambio repentino y peligroso a través de movimientos de miedo y alarma. Sin embargo, la ansiedad en ocasiones puede convertirse en una respuesta exagerada y poco saludable.

Según un estudio, una cuarta parte de los adolescentes de todo el mundo experimentarán un trastorno de ansiedad en algún momento de sus vidas. Eso es trescientos millones de adolescentes.

La ansiedad a menudo zumba en el trasfondo de la vida normal de un adolescente, dada la variedad de cambios e incertidumbres que enfrenta. La ansiedad puede convertirse en un estado crónico y agudo para ciertos niños, lo que interfiere con su capacidad para asistir a la escuela y desempeñar su potencial académico. Se vuelve difícil participar en actividades extracurriculares, hacer y mantener amigos y mantener una conexión flexible y de apoyo dentro de la familia. La ansiedad a veces puede limitarse a sentimientos vagos y flotantes de inquietud. Otras veces, se manifiesta como episodios de pánico y fobias.

Este libro se enfoca en equipar a los padres con la comprensión y las estrategias efectivas para ayudar a sus hijos adolescentes a lidiar con la ansiedad y el estrés. Los primeros dos capítulos de este libro construyen una comprensión general del tema, y los siguientes cinco discuten en profundidad las diferentes caras de la ansiedad en la vida de un adolescente.

El primer capítulo comienza con una descripción del concepto de ansiedad y relatos de adolescentes que la enfrentan en la vida cotidiana. Luego estudiamos las diversas causas de la ansiedad como el desarrollo de la estructura cerebral, el estilo e influencia de crianza ineficaz, la lucha en un cuerpo cambiante, la comprensión de la felicidad como un estado constante, el alejamiento de las habilidades emocionales, la electrónica como un escape poco saludable y las altas expectativas y la presión de los compañeros. . El capítulo termina con la descripción de los efectos paralizantes y signos de ansiedad en un adolescente como trastornos del sueño, aislamiento social, compromiso de la autoestima, rendimiento escolar decreciente, ataques de ansiedad y pánico, hábitos alimenticios poco saludables y cambios de humor.

El segundo capítulo incluye una guía básica de lo que se debe y no se debe hacer para criar a sus hijos adolescentes con problemas de ansiedad. La primera parte describe qué estrategias de crianza actúan como oxígeno para la ansiedad de un adolescente. Los padres ansiosos, la presión y las expectativas malsanas, el centrarse en las debilidades, el preocuparse demasiado y las críticas malsanas están entre las estrategias discutidas. La siguiente parte describe el manejo de la ansiedad al buscar sus síntomas físicos, validar los miedos de su hijo, ayudar a enfrentar los miedos y desarrollar la confianza.

El tercer capítulo es una guía sobre su adolescente más preocupado. El capítulo comienza explicando la psicología de la preocupación y las causas de la preocupación como las calificaciones, la percepción de los demás, el tiempo limitado, la imagen corporal, los conflictos familiares y su futuro. Luego, analiza la preocupación como un filtro cognitivo de nuestro mundo, que afecta cada parte de nuestra vida. Las estrategias para abordar el problema implican conectar con la simpatía, desafiar los pensamientos ansiosos, respirar profundamente, hacer ejercicio o meditar y enseñar a distinguir los tipos de preocupación.

El cuarto capítulo es una guía sobre su adolescente socialmente inseguro. Primero, discutimos el concepto de ansiedad social y sus causas como genes, inhibición del comportamiento, comportamiento aprendido, medio ambiente, estructuras cerebrales y sustancias químicas. Discutimos sus efectos como pérdida de educación y oportunidades, su percepción sobre sí mismo y el mundo, y la imagen que proyectaba en el mundo de sí mismo. Las estrategias discutidas para los padres sobre el tema son enseñar replanteamiento cognitivo, ayudar a practicar técnicas de relajación, enseñar habilidades para resolver problemas, ayudar a evitar habilidades de afrontamiento negativas, ayudar a enfrentar los miedos sociales, enseñar asertividad, enfatizar la amabilidad, evitar el trato especial y modelar un comportamiento tranquilo.

El quinto capítulo es una guía sobre tu adolescente perfeccionista. En primer lugar, discutimos el concepto y la psicología del perfeccionismo. Luego se han discutido las causas del perfeccionismo como la presión académica, el deseo de complacer, los factores biológicos, la baja autoestima, el éxito y el fracaso, el sensacionalismo, la influencia de los padres y el trauma. Antes de pasar a las estrategias, discutimos el impacto del perfeccionismo en la vida de un adolescente como baja confianza en sí mismo, excesivamente crítico, miedo a correr riesgos, procrastinación, mala salud e incapacidad para aprender. Las estrategias de crianza efectivas sobre el perfeccionismo incluyen enseñar a aceptar las situaciones incontrolables, elogiar los esfuerzos de su adolescente, dominar el yo crítico de su adolescente, modelar los fracasos, ayudar a su adolescente a desafiar la procrastinación, hacer horarios realistas, enfatizar los altos estándares sobre la perfección,

El sexto capítulo es una guía sobre su adolescente evitativo. Se centra en el concepto, los signos y la psicología de la evitación. Analiza el trastorno de ansiedad social, la baja autoestima, el trastorno de estrés postraumático, el trastorno de ansiedad generalizada, el trastorno obsesivo-compulsivo, el trastorno por déficit de atención con hiperactividad y la depresión como posibles causas. La procrastinación, la ansiedad y el estrés se analizan como algunos de los muchos efectos negativos de la evitación. El capítulo termina con la inclusión de estrategias de crianza como la enseñanza de la autoconciencia y las habilidades para resolver problemas, ayudar a escribirlos, ayudar a vencer los miedos y practicar ejercicios en el peor de los casos.

El séptimo capítulo es una guía sobre su adolescente estresado. Describe la psicología del estrés, la sensibilidad de los adolescentes al mismo y su relación con la ansiedad. A continuación, discutimos las causas del estrés como la presión escolar, la ansiedad social, las complicaciones familiares, los acontecimientos mundiales actuales, los cambios significativos en la vida y las experiencias traumáticas. Antes de entrar en las estrategias de crianza, discutimos el impacto del estrés en el cuerpo y la mente de un adolescente. El estrés afecta negativamente el sistema inmunológico, el sistema digestivo, el sistema reproductivo, la salud del corazón y el proceso de envejecimiento y lo hace más susceptible a las enfermedades mentales. Cambiando la perspectiva de su adolescente, enseñándole relajación activa, ayudándolo a abordar problemas, empoderándolo emocionalmente y enfatizando la contribución a la sociedad.

He elaborado este libro con la intención de ayudar a los adolescentes y sus padres a combatir la ansiedad, para que puedan vivir sus vidas al máximo. Todos los capítulos mencionados anteriormente están minuciosamente investigados y respaldados por conocimientos profesionales y personales. Además, he incorporado historias de adolescentes que luchan contra la ansiedad a lo largo del libro, para que pueda relacionarse mejor con sus problemas.

Si este libro se alinea con mi intención de ayudarlo como padre, deje un comentario en Amazon.

Made in the USA
Monee, IL
05 March 2024

54510378R00083